Wir müssen unser Dasein so weit, als es irgend geht, annehmen,
alles, auch das Unerhörte, muss darin möglich sein.

Rainer Maria Rilke, 1904

Novo Nordisk
Ihr Diabetes-Partner

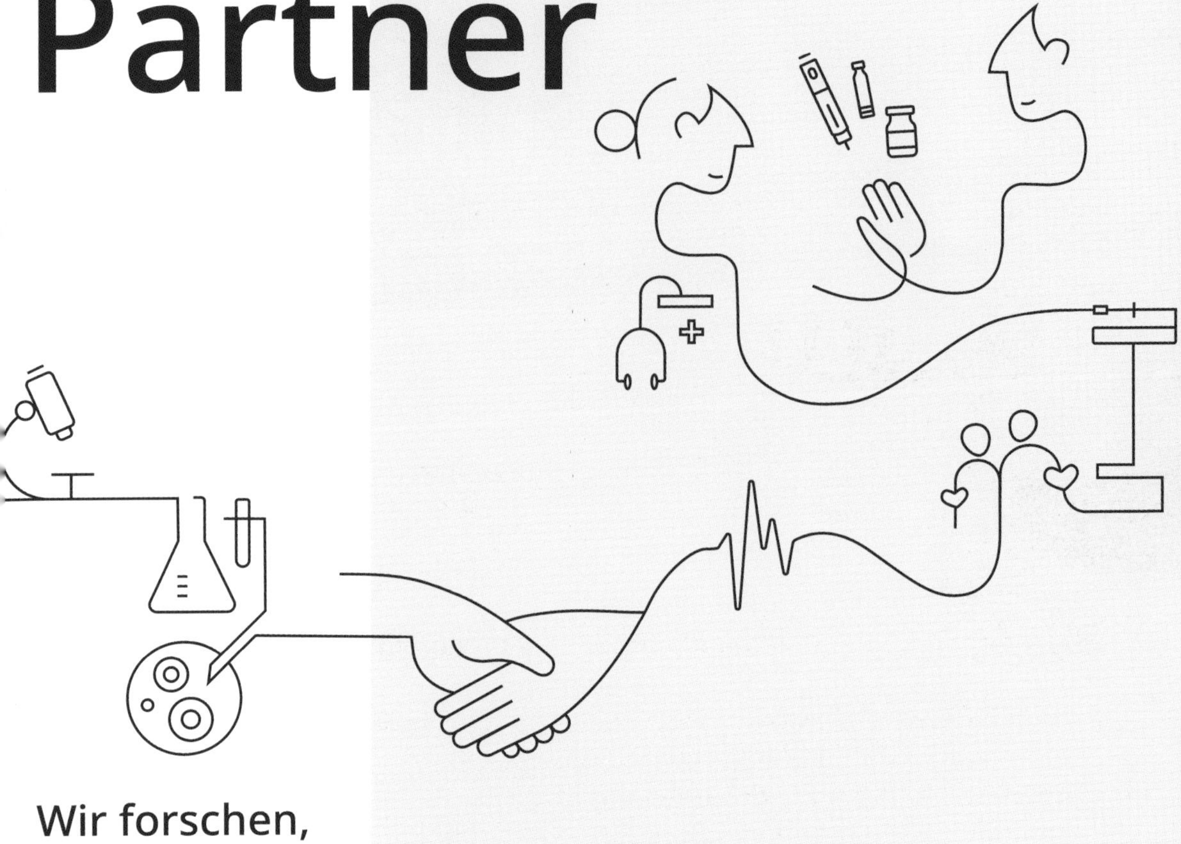

**Wir forschen,
um Diabetes
zu verändern**

kostenfreie Tel. 0800 008 009
kundenservice@novonordisk.com

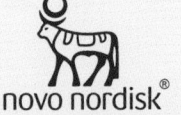

Liebe Leserin/lieber Leser!

Die Inspiration zu diesem Buch fand ich zuerst beim Historiker und Philosophen Yuval Noah Harari (u.a. *21 Lessons for the 21st century*; 2018). Er ermuntert alle Wissenschafter und Wissenschafterinnen dazu, Engagement zu zeigen in der öffentlichen Diskussion. Gerne höre ich den Appell, mein Wissen, das ich im Laufe der Jahrzehnte sammeln durfte, mit Ihnen allen zu teilen. Mein Anspruch ist es dabei, das aktuelle Wissen bestmöglich darzustellen, aus der Sicht der Wissenschaft (als Grundlage der modernen Medizin), aus der Sicht der Wirtschaftlichkeit (die moderne Medizin ist kostspielig) und – vor allem anderen – aus der Sicht der Betroffenen, also aller Menschen mit Diabetes, und aller, die sich dafür interessieren (Medizin ist für die Menschen da). Denn gerade beim Diabetes gilt: Wissen ist Macht. Macht, die es braucht als Gegengewicht zur Ohnmacht, die so viele Betroffene angesichts der vielen Herausforderungen, die der Diabetes mit sich bringt, empfinden.
Welches Wissen braucht es also? Das ganze Wissen liegt ja heute ohnehin vor unseren Augen ausgebreitet, quasi nur einen Mausklick entfernt. Also fragen wir doch einfach Dr. Google! Eine kurze Suche im Internet hat mich dann doch überrascht: 70% der Bücher über Diabetes sind Kochbücher oder haben irgendetwas mit Essen zu tun. Als ob sich der Diabetes in der Küche besiegen ließe!
Dieses Buch ist also mein (bescheidener) Beitrag, Ihnen allen den Diabetes ein Stück näherzubringen. Mit dem Ziel, die spannenden Zusammenhänge zu erklären, die zur Entstehung des Diabetes beitragen, die Feinheiten in der Unterscheidung der zahlreichen Diabetesformen aufzuzeigen, und auch die unendlich vielen Möglichkeiten der Behandlung, die abgrundtiefen Enttäuschungen, die Betroffene viele Male erleben, aber auch die grandiosen Entwicklungen etwa im Einsatz moderner Technologien.
Diese faszinierende Bandbreite des Diabetes möchte ich Ihnen nahebringen. So lege ich Ihnen mein ganzes Wissen und meine ganze Erfahrung zu Füßen (oder besser vor Augen, dann können Sie diese Zeilen besser lesen). Es ist mir eine Ehre und Freude, einen Bogen zu spannen vom „theoretischen" Diabetes (das Wissen, das wir in den Lehrbüchern finden) zum „realen" Diabetes (das, was Betroffene Tag für Tag erleben und erleiden) und Ihnen allen etwas an die Hand zu geben, was Sie bei Dr. Google garantiert nicht finden!
So darf ich Ihnen von Herzen eine interessante Lektüre wünschen.

Ihr
Andreas Festa

Inhalt

TEIL 2
Zucker runter – aber wie?

TEIL 3
Diabetes ganz speziell

Kapitel 8

TEIL 4
Die Zukunft

Gebrauchsanleitung

Wir erleben eine Revolution, einen dramatischen Wandel in der Betreuung von Menschen mit Diabetes. Neue Entwicklungen versprechen neue Hoffnung im Umgang mit der Krankheit. Von diesen Entwicklungen wird in diesem Buch die Rede sein. Ich helfe Ihnen, das Wichtige vom Unwichtigen zu unterscheiden. Wahre Hoffnungen klar zu trennen von den „fake news". Ich zeige Ihnen, wie Sie diese Neuerungen für sich ganz persönlich nützen können, welchen möglichen Gefahren Sie aus dem Weg gehen sollten und was Sie in der Zukunft noch erwarten dürfen. Ich spanne einen Bogen über alle wichtigen Aspekte der Erkrankung, also von der Diagnose zur Behandlung, vom „Einfachen" (Lebensstil) zum „Komplizierten" (neue Technologien). All das vor dem Hintergrund Ihrer ganz persönlichen Sorgen, Bedürfnisse und Erwartungen. Ich bringe Sie auf den letzten Stand der Dinge, entlarve Mythen und gebe Ihnen Hilfe für Ihr Leben mit Diabetes. Betrachten Sie den Umgang mit der Krankheit als eine Reise. Ziel der Reise ist ein sorgenfreies und gutes Leben, in dem es gelingt, die Erkrankung so weit in den Griff zu bekommen, dass sie möglichst „unsichtbar" bleibt und im Alltag nicht spürbar ist.

Erwarten Sie aber bitte kein Lehrbuch (es erhebt auch keinerlei Anspruch auf Vollständigkeit), es ist auch kein Ratgeber (ich möchte Ihnen keinen Rat geben, bestenfalls eine Anregung) und es ist auch keine klassische Abhandlung diabetesrelevanter Schulungsinhalte. Ziel des Buches ist vielmehr, Zusammenhänge zu erklären, Beobachtungen zu teilen und zum Nachdenken anzuregen. Und natürlich auch den einen oder anderen praktischen Tipp im Umgang mit Diabetes zu geben.
Ich folge dabei immer den Pfaden und den Regeln der Wissenschaft, orientiere mich also in meinen Aussagen an den Erkenntnissen der gängigen Forschung. Mein Zugang ist demnach in erster Linie evidenzbasiert, das heißt, meine Aussagen stützen sich auf wissenschaftlich nachweisbare Erkenntnisse. Im Unterschied zu einer wissenschaftlichen Arbeit (oder einem Lehrbuch) habe ich allerdings darauf verzichtet, jede Erkenntnis mit entsprechenden Zitaten zu unterlegen. Seien Sie aber versichert, dass sich alle in diesem Buch dargestellten Erkenntnisse durch entsprechende Literatur belegen lassen. In den Fällen, in denen das Eis der Erkenntnis dünner wird (was durchaus schon mal vorkommt), erlaube ich mir, auch darauf hinzuweisen, und ich drücke mich dann auch entsprechend vorsichtig aus. Falls die eine oder andere Information vielleicht noch der Erklärung bedarf (also falls ich mich nicht klar genug ausgedrückt habe), dann bitte ich an dieser Stelle um Entschuldigung. Bitte sprechen Sie in jedem Fall, in dem Fragen offen geblieben sind, mit Ihrem Arzt/Ihrer Ärztin. Besonders dann, wenn es um konkrete Behandlungssituationen geht.

Das Buch ist in vier Abschnitte gegliedert. Im ersten Abschnitt erkläre ich einige Grundlagen, die vermutlich auch das Verständnis für die folgenden Abschnitte erleichtern. Aber nicht zwangsläufig; viele von Ihnen werden schon ein robustes Wissen mitbringen. Im zweiten Abschnitt schreibe ich über die Möglichkeiten der Behandlung des Diabetes, einschließlich der modernen Technologien. Mit dem dritten Teil zu den Spezialthemen und dann auch mit dem letzten Abschnitt zu zukünftigen Entwicklungen in der Diabetologie hoffe ich, auch den Experten und Expertinnen unter Ihnen noch Wissenswertes mitgeben zu können. Diese Kapitel eignen sich besonders zum „querlesen". Auch dafür ist das Buch übrigens generell gut geeignet. Der Flexibilität in der Lesefolge steht gegenüber, dass sich der eine oder andere Inhalt mitunter wiederholt. Es sind jedenfalls die Dinge, die mir besonders wichtig erscheinen, die ich dann in den jeweiligen Zusammenhang stelle und dann keinesfalls – und ganz bewusst – nicht herauskürzen wollte. Scheuen Sie sich nicht, mal nach vorne und dann wieder zurück zu blättern. Als Beispiel sei hier der Typ-1-Diabetes genannt, dem ich – wiederum ganz bewusst – kein eigenes Kapitel widme. Stattdessen habe ich immer wieder versucht, diese besondere Diabetesform in einen größeren Zusammenhang zu stellen. Einige Unterkapitel sind dann aber doch voll und ganz dem Typ-1-Diabetes gewidmet. Im Anhang finden Sie dann noch einige praktische Informationen, etwa die 50 häufigsten Fragen aus meiner Praxis.

So, und jetzt geht's endlich los – mit einer Kurzgeschichte.

Prolog

Wer hat das Paket bestellt? Ich jedenfalls nicht!

Stellen Sie sich vor, Sie sitzen gemütlich beim Abendessen im Kreis Ihrer Familie. Es wird zwanglos geplaudert und es herrscht gute Laune. Das Essen duftet, gerade nehmen Sie Platz, rücken den Sessel zurecht und greifen nach Ihrem Besteck.

Plötzlich ein Läuten an der Eingangstür. Ein kurzer Blick in die Runde: „Wer kann das sein?" Fragende Gesichter.

„Na gut, lasst dann mal, ich sehe nach." Sie erheben sich, wenden sich in Richtung Vorzimmer. Gedanken gehen Ihnen durch den Kopf: „Wer könnte das sein?"

Oder: „Ist etwas passiert?" Schon sind Sie an der Tür, drehen den Schlüssel im Schloss um und öffnen die Tür.

Draußen steht: ein junger Mann. „Ah die Post oder einer dieser Paketdienste", denken Sie, „Gott sei Dank nichts Schlimmes."

„Was kann ich für Sie tun?", geht Ihnen durch den Kopf, aber nein, er tut ja etwas für mich, er bringt mir Post, einen Brief oder vielleicht ein Paket.

„Guten Abend, bitte entschuldigen Sie die spätere Stunde, aber Sie wissen ja, es ist so viel los um diese Zeit."

„Nein, nein, kein Problem." Aha, doch ein Paket, und schon streckt es der Mann in Ihre Richtung. Sie fühlen freudige Erwartung. Ein Geschenk vielleicht, das nimmt man immer gerne, aber von wem kann es wohl sein? Schon mischt sich leiser Zweifel in die Freude. Oh Gott, hab ich das etwa online bestellt – und schon wieder vergessen?

„Wer schickt denn das Paket?" fragen Sie.

„Sehen Sie, hier steht etwas", lautet die prompte Antwort, während der Bote auf einen Schriftzug an der Seite des Pakets deutet.

„Meine Brille," denken Sie, „keine Chance, das zu entziffern."

Also sagen Sie: „Na gut, lassen Sie mal, das wird schon passen."

Langsam wird der Bote ungeduldig, hält Ihnen ein flaches Ding zur Unterschrift vor die Nase. Sie setzen Ihren Namen in das Textfeld und nehmen das Paket entgegen.

Schon ist der Bote verschwunden, während Sie noch kurz an der offenen Tür verharren. Unschlüssig wiegen Sie das Paket in Ihren Händen. Es fühlt sich schwer an, kalt und sonderbar. Die Verpackung ist dunkel, die Oberfläche rau, die Kanten scharf.

Das kann nur ein Irrtum sein, morgen schick ich das Paket wieder zurück, denken Sie noch, als Sie schon wieder auf dem Weg zurück zur Gesellschaft sind. Es wird ein sehr vergnüglicher und langer Abend. Als Sie zu Bett gehen, haben Sie das Paket längst wieder vergessen.

Über Nacht bringt eine Wetterfront Regen und Wind, der sich zu einem Sturm entwickelt. Als Sie erwachen, ist es dunkel, viel zu früh noch, um den Tag zu beginnen. Wahrscheinlich hat der Sturm am Fensterladen gerüttelt.

Plötzlich ist der Traum zum Greifen nahe. Sie halten ein Paket in Händen. Absender: unbekannt. Es fühlt sich schwer an, dann wieder federleicht. Es scheint sich zu bewegen, aus dem Inneren heraus, dann hält es still. Sie verspüren den Drang, es weit von sich zu werfen. Plötzlich, wie aus weiter Ferne, dringt ein Ton aus ihm hervor, zuerst leise, dann immer lauter, immer höher, dann bricht der Ton abrupt ab und alles ist wieder still. Unheimlich still. Aus dem Inneren schimmert jetzt ein Licht, zuerst blau, dann rot, und so schnell das Licht gekommen ist, ist es schon wieder erloschen. In Ihren Händen bleibt ein schwerer, unförmiger Klumpen. Dann nehmen Sie sich doch ein Herz und beschließen, das Paket zu öffnen. Unheimlich ist das Gefühl, aber irgendwas drängt Sie, Ihrer Neugier nachzugeben.

Doch so weit soll es nicht kommen – der Wecker läutet und der Tag beginnt. Zurück bleibt ein bitterer Nachgeschmack – es war kein Alptraum, aber einer dieser Träume, die Sie ein wenig ratlos zurücklassen. Doch jetzt rasch aus dem Bett. Wenig später, auf dem Weg aus dem Haus (wie üblich mit Verspätung), nehmen Sie das Paket aus dem Augenwinkel gerade so lange wahr, um sich des Traumes nochmals zu erinnern. „Hmm", denken Sie, „aber gut, jetzt ist keine Zeit dafür." Dann doch noch ein kurzer Blick auf den Absender: „Diagnosehaus" steht da in großen Lettern, und daneben, etwas kleiner, „Diabetes". Und schließlich noch: „Bitte unverzüglich öffnen."

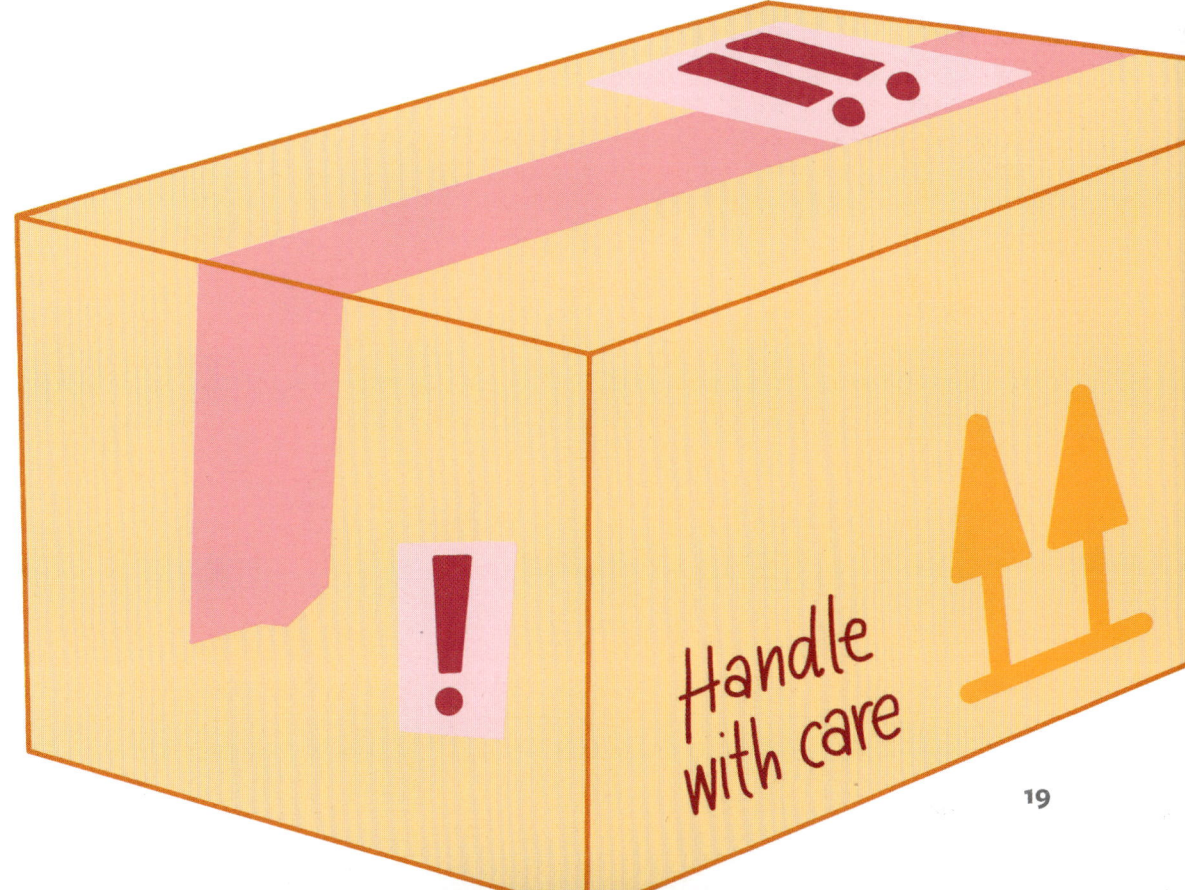

TEIL 1

Diagnose und Grundlagen des Diabetes

Kapitel 1
Zucker ist nicht gleich Zucker

Oft werde ich in meiner Praxis gefragt: „Vor einem Jahr war noch alles ganz normal, jetzt ist mein Zucker plötzlich hoch. Was ist da los, was ist passiert?" Solche oder ähnliche Fragen sind immer eine gute Gelegenheit, um die vielen Gesichter des Diabetes Revue passieren zu lassen.

Die gut geölte Maschine

Wenn zu viel Zucker im Blut durch den Körper fließt, sprechen wir Ärztinnen und Ärzte von der Zuckerkrankheit, die Diagnose lautet dann „Diabetes mellitus". Zu viel Zucker im Körper ist sehr leicht zu messen. Ein Tropfen Blut genügt dazu. Allerdings: Was zunächst einfach klingt, ist bei näherer Betrachtung Ausdruck eines hochkomplexen biologischen Systems. Der erhöhte Blutzucker ist die Folge verschiedener Störungen im normalen Ablauf der Körperfunktionen. Der menschliche Körper verfügt über sehr gut ausgebildete, komplexe Regelkreise, die eine normale („physiologische") Funktionsweise sicherstellen. Kommt es zu Störungen im Ablauf dieser Regelkreise, sind oft Krankheiten die Folge. Zum Beispiel die Zuckerkrankheit.

An der Entstehung des Diabetes sind häufig mehrere Organe gleichzeitig beteiligt. Diese Organe bilden die Eckpfeiler in einem Regelkreis, in dem Abweichungen und kleinere Funktionsstörungen abgefedert werden können – der menschliche Körper funktioniert dann wie eine gut geölte Maschine. Ist der Zucker hier ein wenig zu hoch, kommt sofort die Bauchspeicheldrüse zu Hilfe und schüttet rasch Insulin aus. Das Hormon, das den Zucker sehr effizient und rasch wieder senkt. Oder die Leber springt ein und bremst die körpereigene Produktion von Zucker. Ein komplexes Geflecht ist am Werk, ein gut geübtes Orchester, das wohltuende Klänge ertönen lässt. Wenn wir das Neujahrskonzert der Wiener Philharmoniker hören, mögen viele denken: Das ist doch wunderbar und sieht ganz einfach und spielerisch aus. Mitnichten. Wird nur ein einziger Handgriff nicht gut ausgeführt, kann ein Misston entstehen. So ähnlich funktioniert auch der menschliche Körper, nur viel komplizierter. Kommt es also zu Misstönen (bzw. Funktionsstörungen), die ein gewisses Ausmaß übersteigen (dieses Ausmaß ist individuell von Mensch zu Mensch sehr verschieden), dann läuft die Maschine plötzlich nicht mehr ganz rund. Die gut geölte Maschine beginnt zu stottern, zuerst ganz leise, kaum hörbar, dann immer lauter. Das System gerät aus dem Gleichgewicht, ein Maschinenschaden droht. Höchste Zeit einzugreifen, bevor die Schäden irreparabel werden. Jetzt gilt es, rasch die Abweichungen zu erkennen und die Abläufe wieder in gewohnte Bahnen zurückzuführen. Den hohen Blutzucker rechtzeitig als Störfaktor zu erkennen und angemessen zu behandeln.

Diagnose Diabetes

Oft sehe ich Patientinnen und Patienten in der Klinik, die von ihren Hausärztinnen und Hausärzten zu uns geschickt wurden.

„Was kann ich für Sie tun, Frau Schön?", frage ich dann zuallererst. Oder eben auch den Herren Schön.

„Ich wurde von meinem Arzt geschickt, zur Blutzuckereinstellung."

Zu Beginn der Erkrankung, kurz nach Diagnosestellung, sprechen wir gerne von der „Ersteinstellung" des Diabetes.

„Wie ist meine Blutzuckereinstellung, Herr Doktor?", werde ich oft auch im weiteren Verlauf gefragt. Oft ist damit gemeint: Wie gut habe ich meinen Diabetes im Griff, wie gut habe ich meinen Blutzucker unter Kontrolle?

Aber warum sprechen wir im Zusammenhang mit dem Blutzucker überhaupt so oft von der „Blutzuckereinstellung"? Als wäre der Zucker ein Stellrad in Beziehung zu einer Skala. Oder meinen wir mit Einstellung etwa auch unsere innere Geisteshaltung, beschreibt die „Einstellung" nicht auch eine persönliche Beziehung zu einer Lebensrealität? Unsere Einstellung der chronischen Krankheit gegenüber, dem Umgang mit Diabetes im Alltag, 24 Stunden lang, 7 Tage die Woche, ein ganzes Leben lang?

Zucker ist der Treibstoff

Zurück zur Rolle des Blutzuckers. Welchen Zweck erfüllt dieser (chemisch) so einfache und doch so komplexe und vor allem so wichtige Stoff? Wozu brauchen wir Menschen den Zucker überhaupt?

Einfach gesagt: Der Zucker versorgt unsere Organe mit Energie. Zucker ist der Treibstoff, der die Maschine am Laufen hält. Unser Gehirn, die Kommandozentrale, ist ganz besonders auf den Zucker im Blut angewiesen, um gut und möglichst reibungslos funktionieren zu können. Kein System, das auch nur irgendeine Leistung erbringt, kann ohne Energie arbeiten, kein physikalisches System, keine Maschine, kein Fahrzeug und auch kein biologisches System, kein Organismus. Und was für Leistungen der menschliche Körper vollbringt! Denken Sie an ein Fahrzeug, etwa Ihr Auto, mit dem Sie vielleicht heute schon gefahren sind, oder an den Zug, mit dem Sie heute schon gereist sind, oder an den Kühlschrank, dem Sie die Milch für Ihren Morgenkaffee entnom-
men haben. Alles „Systeme" (wenn auch keine biologischen), die Energie in Form von Brennstoffen, etwa Benzin oder elektrischem Strom, benötigen, um klaglos zu funktionieren. Umso mehr brauchen auch biologische Systeme, Pflanzen, Tiere, Menschen, die in Aufbau und Funktion ja noch viel komplexer sind, ständig Energie, die in der Sekunde verfügbar sein muss (selbst in Ruhe oder wenn wir schlafen). Also brauchen

wir Energie, brauchen wir Menschen Zucker, um überhaupt (über-)leben zu können. Unser Gehirn, also die Kommandozentrale, braucht den Zucker ganz besonders als Energiequelle. Denken verbraucht – viel! – Energie. Andere lebenswichtige Organe wie Leber, Herz, Darm und andere können leichter und mit weniger Aufwand auch auf alternative Nährstoffe, Substrate, auch Fett und Eiweiß als Treibstoff und Energiequelle zurückgreifen. Um diesem zentralen Stellenwert des Zuckers Rechnung zu tragen, hat der menschliche Körper seit Abertausenden von Jahren der Entwicklung ein komplexes Regelwerk entwickelt. Ein Regelwerk, das den Blutzucker in verschiedenen Lebenssituationen sehr stabil hält, damit das Gehirn (und andere lebenswichtige Organe) somit kontinuierlich und verlässlich mit Energie versorgt werden. Eine einfache Aufgabe (ständige Verfügbarkeit von Energie), die einer komplexen Lösung bedarf, die vielfach verzahnt und durch verzweigte Abläufe mehrfach gesichert ist. Ein biologisches System, das sich über Jahrtausende entwickelt hat und in allerjüngster Zeit (sagen wir etwa im Laufe der letzten 100 Jahre) ganz speziellen Herausforderungen ausgesetzt ist – durch fundamental geänderte Lebensumstände. Die Lebenserwartung hat sich in extrem kurzer Zeit (verglichen mit der Geschichte der Menschheit auf Erden) mehr als verdoppelt. Das Nahrungsangebot ist überbordend (ich spreche hier von unserer Welt, nicht von den Schwellen- und Entwicklungsländern). Wir sind an Schreibtische, Computer und Fernsehsofas gefesselt. Die Funktionen unseres Bewegungsapparates und mit ihm des Muskel- und Fettgewebes erfahren eine ganz neue Bedeutung. Wen wundert es, wenn das System plötzlich Schwächen zeigt in einer Umgebung, für die es ursprünglich nicht gemacht wurde. Ein System, das Schwächen zeigt und störungsanfällig wird. An dieser Stelle ist es Zeit für eine gute Nachricht: Unser Wissen um diese möglichen – und unerwünschten – Mechanismen und zugrundeliegenden Störfaktoren hat enorm zugenommen, womit sich auch die Möglichkeiten der Prävention und Behandlung des Diabetes drastisch verbessert haben.

Zucker 120 mg/dl – nur eine Zahl?

„Herr Stark, Ihr Blutzucker beträgt 120 mg/dl", wird dem Patienten dann von seinem Hausarzt oder seiner Hausärztin mehr oder weniger feierlich verkündet. Eine einfache Zahl auf einem Stück Papier (oder Pixel auf einem Bildschirm) – und doch steckt so viel dahinter. Und doch ist es wieder nur eine abstrakte Größe, wenn wir nicht verstehen, was dahintersteht, wenn wir nicht die Regelkreise beachten, deren Endstrecke als Zahl zum Ausdruck kommt. Wenn wir nicht verstehen, wie die beteiligten Organe zusammenwirken, welche Hormone im Spiel sind, um dieses Zusammenspiel zu orchestrieren, wenn wir – last but not least – nicht den Menschen betrachten, in dessen Blut der Zuckerwert gemessen wurde.

Nehmen wir als Beispiel einen Blutzuckerwert von 120 mg/dl. Das kann ein hoher Wert sein, wenn wir einen jungen Menschen betrachten, der seit Stunden nichts gegessen oder getrunken hat. Das kann wenig sein, wenn ein Mensch mit Typ-1-Diabetes vor kurzer Zeit einen hohen Blutzuckerwert mittels Insulin behandelt hat.

Oder es kann ein optimaler Wert sein, etwa eine Stunde nach einer Mahlzeit bei einer schwangeren Frau mit Gestationsdiabetes. Oder es kann ein Wert sein, der nicht aus dem Blut, sondern aus dem Gewebe unter der Haut (mittels Sensortechnologie) gemessen wurde, zusätzlich noch versehen mit einem Trendpfeil, der anzeigt, in welche Richtung der Zuckerwert sich in den nächsten Minuten weiterentwickeln wird. Und siehe da: Was zunächst eine simple und noch bedeutungslose Zahl auf einem Stück Papier ist, hat flugs eine lebendige Bedeutung bekommen.

Diabetes Typ 1 oder Typ 2 oder sonst noch was?

Jede Krankheit ist Ausdruck des Zusammenspiels der Gene, die den Bauplan für ein Lebewesen enthalten (die erbliche Komponente) mit dem, was die Umwelt dem Lebewesen antut (die erworbene Komponente). Doch damit nicht genug; wir Ärztinnen und Ärzte bezeichnen den Diabetes gerne als „multifaktoriell" (wie übrigens auch die meisten anderen, vor allem chronischen Erkrankungen). Es ist also wieder einmal bei genauem Hinsehen doch noch etwas komplizierter. Multifaktoriell bedeutet, dass viele Gene beteiligt sind (und nicht nur ein oder zwei), aber auch viele Faktoren, die gemeinhin der Umwelt zugeschrieben werden; ich selbst spreche bei letzteren dann gerne von Faktoren des Lebensstils. Den Lebensstil ins Rampenlicht zu rücken, ist deshalb so wichtig, weil wir vor Augen haben sollen, dass die Umwelt nicht notwendigerweise etwas Schicksalhaftes darstellt, sondern etwas, das wir zu einem guten Teil selbst in Händen halten. Anders als unsere genetische Ausstattung eben, denn die Gene, die wir sprichwörtlich in die Wiege gelegt bekommen, können wir – wenn überhaupt – nur indirekt beeinflussen. Letzteres beschäftigt das Fach der Epigenetik, eine vergleichsweise junge Wissenschaft mit noch einigen Unbekannten.

Aber zurück zu den Ursachen des Diabetes, die sich grob gesagt auf die Formel reduzieren lassen: Diabetes = Gene x Umwelt. Folgerichtig gibt es Diabetesformen, bei denen die erbliche Komponente im Vordergrund steht (z.B. der seltene MODY-Diabetes), während andere Diabetesformen durch externe Faktoren des Lebensstils, etwa eine ungünstige Ernährung, wenn schon nicht ausgelöst, so jedenfalls beschleunigt werden können (z.B. der häufige Typ-2-Diabetes). Außerdem unterscheiden sich die Diabetesformen nach den Organen, die jeweils im Vordergrund stehen.

So steht bei Typ-1-Diabetes die Bauspeicheldrüse im Fokus der Aufmerksamkeit, während beim Typ-2-Diabetes Leber, Muskulatur und Fettgewebe die entscheidende Rolle spielen. Die genaue Kenntnis dieser Komponenten ist entscheidend für eine punktgenaue, „individualisierte" Behandlung von Menschen mit erhöhtem Blutzucker. Je besser ich als behandelnder Arzt verstehe, welche Komponenten bei Frau Schön oder bei Herrn Stark eine Rolle in der Entstehung des Diabetes spielen, desto besser sind die Behandlungsempfehlungen, die ich geben kann.

Zucker ist nicht gleich Zucker

Welcher Typ sind Sie? – Die vielen Gesichter des Diabetes

„Herr Doktor, mein Hausarzt sagt, ich habe einen Alterszucker. Warum muss ich dann überhaupt Insulin spritzen? Es ist doch nur ein leichter Zucker." Solche oder ähnliche Fragen bzw. Aussagen höre ich häufig in der Praxis. Oder etwa gleich gerade heraus: „Bin ich nun Typ-1- oder Typ-2-Diabetiker?"

Die Frage nach dem Diabetestyp ist bei vielen Patientinnen und Patienten recht leicht zu beantworten, aber eben nicht bei allen. Aus meiner persönlichen Erfahrung möchte ich den Anteil der Patientinnen und Patienten, die jedenfalls einer näheren Betrachtung hinsichtlich ihres Diabetestyps bedürfen, mit etwa 20 % beziffern. Betrachten wir zunächst das gesicherte Lehrbuchwissen (siehe auch Tabelle).

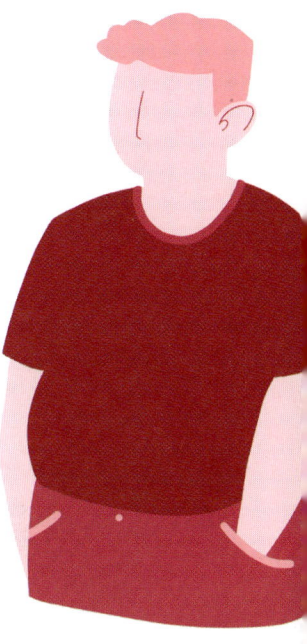

Diabetestyp	Alter des Auftretens	Häufigkeit	Klinik/Verlauf	Behandlung
Typ 1	meistens jung	selten	variabel	Insulin/ Lebensstil
Typ 2	meistens alt	sehr häufig	variabel	Lebensstil/ Tabletten/Insulin
Schwanger- schaftsdiabetes	jung	eher häufig	meist leicht	Ernährung/ Insulin
MODY - Diabetes	jung (Diagnose oft erst später)	selten	meist leicht	verschieden
Andere Formen	variabel	eher selten	variabel	meist Insulin

1. Es gibt keine verlässlichen Kriterien, die eine sichere Zuordnung zu einem der Diabetestypen erlauben, z.B. nach dem Alter des Auftretens oder der Häufigkeit des Diabetestyps. So sehen wir etwa sehr wohl Patientinnen und Patienten, bei denen ein Typ-1-Diabetes erst im höheren Alter (z.B. mit 70 Jahren) auftritt, oder auch einen Typ-2-Diabetes in jungen Jahren (z.B. mit 30 Jahren).

2. Der Verlauf des Diabetes ist in Relation zur Gesamtlebenszeit (die Krankheit dauert über viele Jahrzehnte an) in der Regel lang, aber der Schweregrad ist nur unzureichend vorhersehbar. Ebenso das Fortschreiten des Diabetes, die Progredienz. Diese Information ist wichtig, etwa um die Ziele der Behandlung festzulegen. Ist der – erwartete – Verlauf günstig oder „milde", wird eine aggressive Blutzuckersenkung nicht erforderlich oder sogar kontraproduktiv sein. Als Faustregel gilt, dass der Diabetes umso intensiver (oder wie manche sagen würden: aggressiver) zu behandeln ist, je jünger der/die Betroffene ist.

3. Die Behandlung (Insulin, Tabletten) unterscheidet sich zwischen den einzelnen Diabetestypen, es gibt aber auch große Überschneidungen. So wird z.B. der Typ-1-Diabetes immer mit Insulin behandelt, zusätzlich gibt es aber die Möglichkeit, die Insulintherapie durch die Gabe von Medikamenten zu ergänzen. Andererseits werden viele Menschen mit Typ-2-Diabetes (auch) mit Insulin behandelt.
So weit das derzeit geltende „Lehrbuchwissen". Aber die Forschung ist nicht hier stehen geblieben. Aus epidemiologischen Daten wissen wir etwa, dass gerade beim so häufigen Typ-2-Diabetes verschiedene Kategorien (Subtypen) von Patientinnen und Patienten vorliegen können, die wiederum von unterschiedlichen Behandlungsstrategien zu profitieren scheinen.
Um von den vielfältigen Überschneidungen der Diabetestypen nicht in die Irre geleitet zu werden, braucht es also zunächst eine exakte Diagnosestellung. Diese lässt sich am besten durch eine sorgfältige Anamnese (also ein ausführliches Gespräch mit dem/der Betroffenen) erzielen, ergänzt durch den einen oder anderen Laborbefund. Eine individuell maßgeschneiderte Beurteilung der Pathophysiologie (was läuft biologisch schief?), die hinter dem erhöhten Blutzucker steht – und zwar bei diesem einen, ganz speziellen Menschen mit Diabetes –, ist erforderlich. Die Klärung einiger fundamentaler Fragen sollte dabei im Vordergrund stehen (siehe Tabelle).

Die Frage	Übersetzt	Eine (mögliche) Antwort
Was läuft schief?	Welches Organ(system) steht im Vordergrund?	- Bauchspeicheldrüse - Leber, Fettgewebe
Ist mein Zucker erblich?	Gibt es Diabetes in der Familie? Welche Rolle spielt die Genetik?	- Es besteht eine familiäre Belastung - Es besteht eine erbliche Diabetesform - Die erblichen Faktoren sind nicht im Vordergrund
Bin ich schuld?	Welchen Anteil hat der Lebensstil?	- Nein, niemand ist schuld wenn der Blutzucker hoch ist - Faktoren des Lebensstils haben möglicherweise die Entwicklung des Diabetes beschleunigt
Wie krieg ich den Diabetes los?	Gibt es eine Heilung?	- Heilung im eigentlichen Sinn ist nicht möglich - Es kann der Verlauf verzögert und deutlich abgeschwächt werden; niemals konnten wir das so gut wie heute

Eine Betrachtung der Diabetesformen im Detail hat zum Ziel, eine möglichst exakte Klassifizierung vorzunehmen, idealerweise bei Diagnosestellung bzw. sehr früh im Krankheitsverlauf. All das ist nicht nur von rein „akademischem", wissenschaftlichem Interesse, nein, eine solche Zuteilung ist ganz entscheidend für die spezielle und individuelle Behandlung des erhöhten Blutzuckers. Jeder Mensch ist einzigartig, auch ein Mensch, bei dem ein hoher Blutzucker gemessen wurde, ist ganz besonders und unterscheidet sich von gleichermaßen Betroffenen. Und verdient demnach eine „ganz besondere", individuelle, auf die Person abgestimmte Behandlung. Dies umso mehr, als wir heute bei Diabetes eine ganze Fülle an Behandlungsmöglichkeiten anbieten können (siehe dazu auch Teil 2). Wir arbeiten aber nicht mit der Gießkanne. Am besten ist immer die Medizin, die einem einzelnen Menschen den größten Nutzen bringt, das ist das Prinzip der „individualisierten", punktgenauen Präzisionsmedizin (mehr dazu später).

Aber warum? Und vor allem: warum ich?

Zurück zu den Grundlagen. Oft werde ich nach den Ursachen des Diabetes gefragt. „Damals hatte ich eine Grippe, plötzlich war der Zucker hoch."

„Nach dem Besuch im Restaurant war mir übel, dann stellte der Arzt den hohen Blutzucker fest."

„Wissen Sie, die Grippe (bzw. das Essen, der Stress etc.) ist halt schuld an meinem Diabetes."

Solche Aussagen höre ich oft. Wir Menschen sind immer gern auf der Suche nach einem Sündenbock, nach einer Erklärung. Diese Suche entspricht unserer Sehnsucht nach einer klaren Kausalkette – auf A folgt B. B folgt, weil A. Ein durch und durch menschliches und auch sinnvolles Muster. Wir blicken zurück und fragen uns: „Was ist passiert?" Und stellen uns dann die Frage nach dem „Warum?" Und natürlich in der Folge auch die Frage: „Warum ich?" Logisch, folgerichtig, unvermeidlich – eben menschlich. Aber auch: gar nicht einfach zu beantworten. Und selten so geradlinig, wie wir uns das wünschen. In der Praxis heißt es dann oft eben nicht: Auf A folgt B. Sondern: Zuerst A, dann B oder C oder D. Oder zuerst C, dann A, dann D. Und alle weiteren Kombinationsmöglichkeiten, angesichts von 2, 3 oder 12 verschiedenen Einflussfaktoren (diese Vielfalt gilt übrigens auch für die Medikamente bei Diabetes, dazu später). Und wir wissen schon: Die Ursachen des Diabetes sind vielfältig, multifaktoriell. Auch lohnt es, die Begriffe „Ursache" und „Auslöser" näher zu betrachten und sorgfältig auseinanderzuhalten.

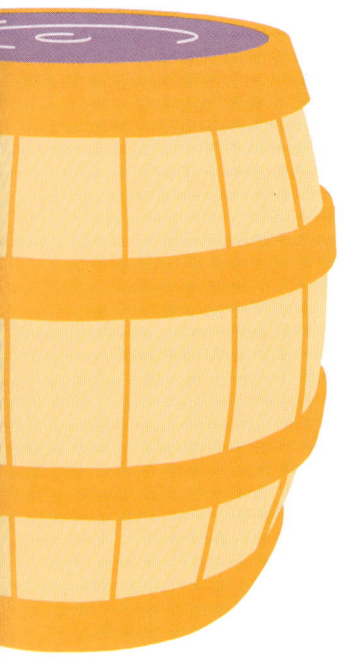

In der wissenschaftlichen Beobachtung unterscheiden wir zwischen einem vorwiegend zeitlichen (oder auch zufälligen) Zusammenhang (zweier oder auch mehrerer Faktoren) und einem ursächlichen oder kausalen Zusammenhang. Diese Unterscheidung ist immens wichtig, um daraus die richtigen Schlussfolgerungen (etwa für die Behandlung) zu ziehen. Besteht ein kausaler Zusammenhang, lässt sich eine Ursache einer bestimmten Wirkung eindeutig zuordnen. Wenn Sie beim Skifahren stürzen und sich dabei den Fuß brechen, so ist der Sturz die eindeutige Ursache für die Verletzung (Wirkung als Folge einer Ursache). Ein solcher Zusammenhang ist allerdings bei vielen Krankheiten nicht so eindeutig festzustellen. Häufig ist eben mehr als eine einzige Ursache an der Entstehung und Entwicklung beteiligt. Erst durch das Zusammenspiel dieser Faktoren entsteht dann eine biologische „Wirkung", z.B. die Erhöhung des Blutzuckers.

Zucker ist nicht gleich Zucker

Kleine Ursachen können dabei immens große Wirkungen haben, besonders dann, wenn die Ursachen über einen langen Zeitraum wirksam werden. Denken Sie an den Tropfen, der das Fass zum Überlaufen bringt. Im Laufe der Jahre füllt sich das Fass; hier ein paar Schritte zu wenig, dort ein paar „Diätsünden", ein Tropfen folgt dem anderen. Über die Jahre, langsam und unmerklich steigt der Stand des Wassers. Steigt und steigt. Bis er schließlich den Gefäßrand erreicht hat. Dann noch ein Tropfen und noch einer, und plötzlich merken Sie, „dass etwas nicht stimmt". Irgendwas ist nicht in Ordnung. „Ich habe mich nicht wohlgefühlt, war gereizt, müde und kraftlos – als ich dann zum Arzt ging, wurde mir gesagt, ich hätte Diabetes." Die Grippe oder der Restaurantbesuch, den Sie dann vielleicht „ursächlich" mit dem hohen Blutzucker in Verbindung bringen, ist in Wahrheit nichts anderes als der Tropfen, der das Fass zum Überlaufen gebracht hat. Also der Auslöser, nicht die Ursache. Die Unterscheidung zwischen Auslöser und Ursache auf der einen Seite und die Einschätzung der Beteiligung der Organe auf der anderen Seite ist sehr wichtig. Zum einen lässt sich daraus eine möglichst punktgenaue Behandlung ableiten. Zum anderen erlaubt Ihnen die Kenntnis der Ursachen „Ihres Diabetes", gemeinsam mit Ihrem Arzt/Ihrer Ärztin auch realistische Erwartungen zu setzen und Therapieziele festzulegen. Zu guter Letzt unterstützt eine möglichst genaue Zuordnung auch die Einschätzung über den zu erwartenden Krankheitsverlauf im Laufe der Jahre.

Fehler im System – die Hauptakteure

In den Lehrbüchern werden Sie sehr viel über die Unterscheidung zwischen Typ-1-Diabetes und Typ-2-Diabetes finden. Diese Einteilung ist insofern sinnvoll, als sich die beiden Formen in ihren Ursachen deutlich unterscheiden. Beim Typ-1-Diabetes versagt die Bauchspeicheldrüse (der Leiter des Orchesters). Beim Typ-2-Diabetes versagen die anderen Mitglieder im Orchester – die Leber, die Muskulatur, das Fettgewebe – und nicht selten dann auch der Dirigent selbst, die Bauchspeicheldrüse. Typ-1- und Typ-2-Diabetes – mit dieser groben Unterscheidung ist es aber bei weitem nicht getan. Es gibt nicht nur viele andere Formen, sondern auch jede Menge Mischformen, typisch sind etwa Störungen der Insulinproduktion auf der einen und Störungen der Insulinwirkung auf der anderen Seite. Der hohe Blutzucker kann viele Väter haben, lassen Sie uns über mögliche Ursachen sprechen, häufige und seltene. Finden Sie heraus, welche Faktoren bei Ihnen ganz oben auf der Liste stehen.

Lebenswichtig: die Bauchspeicheldrüse als Hormonfabrik

Hormone sind Botenstoffe, die lebenswichtige Körperfunktionen regeln. Sie werden von Drüsen hergestellt und freigesetzt (z.B. Schilddrüse, Keimdrüsen, Bauchspeicheldrüse). Wenn die Drüse erkrankt, ist die Produktion der Hormone gestört, manchmal bis hin zum Totalausfall. Ein Mangel an Hormonen ist immer mit Funktionsstörungen verbunden. Manchmal sind diese Störungen kaum wahrnehmbar und erfordern auch keine Behandlung. In anderen Fällen sind die Störungen aber so stark ausgeprägt, dass sie mit dem Leben nicht vereinbar sind. Die Behandlung bei derartigen Mangel-zuständen hat immer den Ersatz der fehlenden Hormone zum Ziel. Denken Sie etwa an eine Unterfunktion der Schilddrüse, wonach Ihre Ärztin bzw. Ihr Arzt ein Medikament verordnet: das Hormon in Tablettenform.

Bei Diabetes ist die Bauchspeicheldrüse betroffen, deren Funktion ist „gestört". Aber was heißt gestört und wie kann ich die Störung feststellen? Und: Was passiert bei einem Totalausfall der Bauchspeicheldrüse?

Die wichtigste Funktion der Bauchspeicheldrüse ist die Produktion von Insulin. Bei Diabetes wollen wir Ärztinnen und Ärzte daher nicht nur die Höhe des Blutzuckers er-fassen (was sehr einfach ist), sondern auch die Arbeitsweise der Bauchspeicheldrüse. Die Fragen lauten dann:

> Wie gut arbeitet die Drüse?
> Liegt eine Funktionsstörung vor?

Wie andere Drüsen arbeitet die Bauchspeicheldrüse als Teil eines Netzwerkes, also keineswegs isoliert. Leider lässt sich die Funktion der Drüse nicht anhand eines einzelnen Laborwertes bestimmen (obwohl der Insulinspiegel im Blut leicht messbar ist). Denken Sie an den Motor Ihres Autos; wenn Sie dessen Leistung abschätzen wollen (z.B. anhand der Fahrgeschwindigkeit), so werden Sie etwa in Ruhe (wenn das Auto in der Garage steht) eine Leistung feststellen, die so gering ist, dass sie nicht messbar ist (das Auto steht ja). Wenn Sie allerdings mit dem gleichen Auto auf der Autobahn fahren, wird die Leistung (etwa gemessen an der Fahrgeschwindigkeit) deutlich höher sein. Abhängig vom Zeitpunkt der Messung wird die Antwort also unterschiedlich aus-fallen, an einem Tag ist ihr Auto eine elende Ente (in der Garage), am anderen ein flot-ter Flitzer (auf der Autobahn). Die – auch messbare – Leistung richtet sich also nach der An-forderung in einer bestimmten Situation. Ein einzelner Mess-wert in einem dynamischen System ist daher selten (alleine)

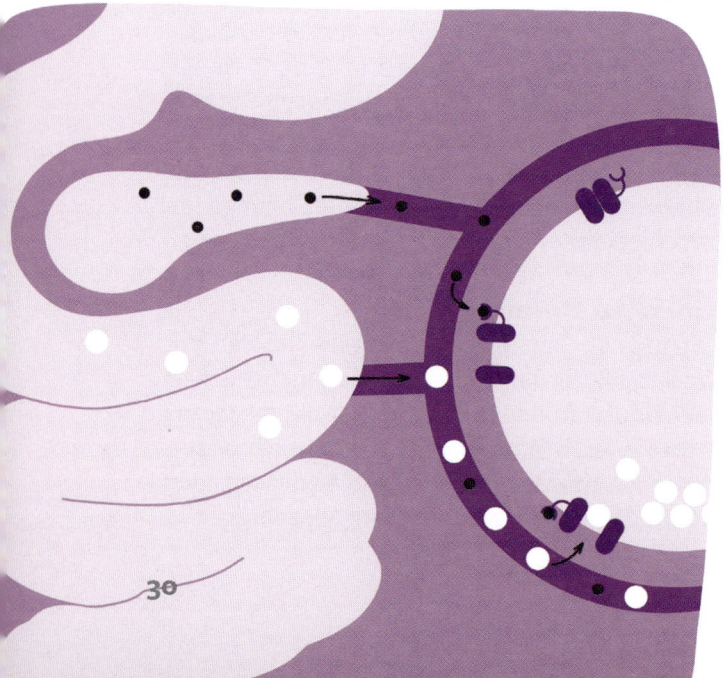

Links im Bild der Darm (geschlän-gelt). Daneben die Bauchspeichel-drüse (länglich). Die schwarzen Punkte in der Drüse symbolisieren das Insulin.
Hier: Normalzustand = aus-reichend Insulin vorhanden

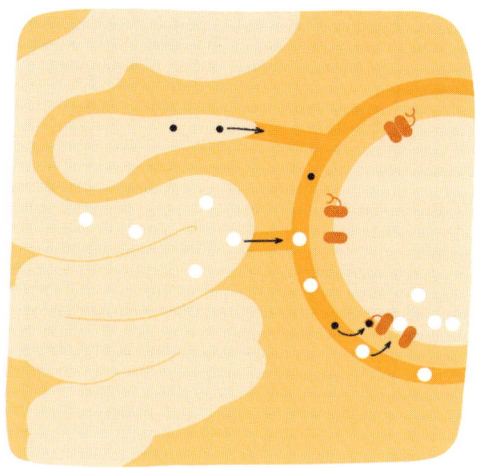

Hier: zu viel Insulin, aber es ist im
Gewebe nicht gut wirksam
(wie bei Typ 2 Diabetes)

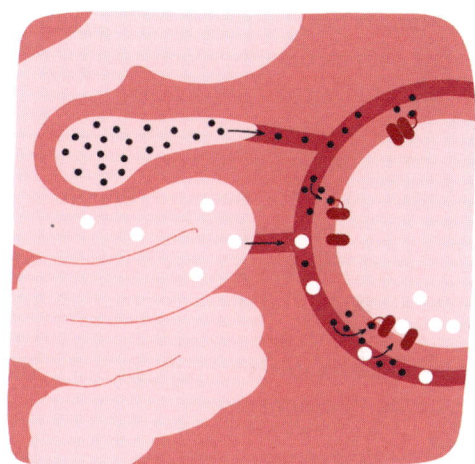

Hier: zu wenig Insulin (wie bei
Typ 1 Diabetes)

aussagekräftig, sei es die Geschwindigkeit Ihres Autos (zu einem bestimmen Zeitpunkt) oder die Höhe des Insulinspiegels im Blut (zu einem bestimmten Zeitpunkt).
Mitunter hilft es aber, Insulin- und auch C-Peptidspiegel im Blut zu messen. Die Beurteilung der Ergebnisse erfordert aber nicht nur einige Erfahrung von seiten des
Arztes/der Ärztin, sondern auch die Berücksichtigung der jeweiligen Begleitumstände
bei der Blutabnahme.
Noch ein Wort zur Bauchspeicheldrüse:
Sie ist eine wahre Schatztruhe, was Hormone betrifft. Neben dem Insulin produziert
diese Drüse auch noch das Glukagon, das auch eine wichtige Rolle spielt, wenn es
heißt, den Blutzucker in einem guten und stabilen Bereich zu halten. Dabei wirkt Glukagon oft als Gegenspieler zum Insulin, das heißt, das Hormon wird dann freigesetzt,
wenn es gilt, die Wirkung von Insulin abzufedern. Durch die Freisetzung von Glukagon
werden demnach körpereigene Zuckerspeicher (in der Leber und in der Muskulatur)
angezapft, der Blutzucker steigt. Deshalb wird Glukagon auch therapeutisch eingesetzt, und zwar immer dann, wenn durch einen zu raschen und zu starken Blutzucker-
abfall Gefahr droht.

Die erste Geige im Orchester

Die Bauchspeicheldrüse leitet also das Orchester und bestimmt den Rhythmus. Sie ist für die Produktion, Speicherung und die bedarfsweise Ausschüttung von Insulin zuständig. Daneben spielen im Zuckerstoffwechsel und damit bei Diabetes vor allem jene Organe eine Rolle, die Insulin brauchen, um gut zu funktionieren. Diese Organe bezeichnen wir gerne als „insulinsensitive" Organe. Es sind also Organe, die empfindlich auf Insulin reagieren. Dazu gehören in erster Linie die Leber, die Muskulatur und das Fettgewebe. Diese Organe sind demnach die „hauptamtlichen" Zielorgane für den Botenstoff Insulin, der durch das Blut herangebracht wird. Insulin wird herangespült, heftet sich an die Oberfläche dieser Organe und entfaltet dort seine biologische Wirkung. Zum Beispiel unterstützt Insulin den Einstrom von Zucker in die Muskulatur – schon kann der Muskel arbeiten und Zucker als Treibstoff verwenden, schon arbeitet die Maschine und es ist ausreichend für Nachschub an Energie (in Form von Zucker) gesorgt. Und wenn dann der Blutzucker sinkt, der Muskel aber weitermachen will (z.B. bei einem forschen Spaziergang nach dem Mittagessen), dann sorgt das Glukagon dafür, dass Treibstoff aus der Leber mobilisiert und freigesetzt wird. Schon sind wieder ein paar überschüssige Zuckerkalorien abgebaut. Und die Leber kann wieder mehr Zucker speichern, ohne überladen zu werden.

Im nächsten Kapitel erkläre ich die Grundpfeiler der fachgerechten Behandlung nach modernen Erkenntnissen.

Für die Praxis	
Zuerst die Diagnose	Nur selten ist der hohe Zucker unmittelbar zu spüren. Die Diagnose „zuckerkrank" ist daher oft nur ein Messwert. Eine Zahl auf einem Bogen Papier. Oder Pixel auf einem Bildschirm.
Welcher Typ sind Sie?	Finden Sie heraus, welchem „Diabetestyp" Sie angehören – so bald wie möglich. Das sollte Ihr Leben erleichtern und die Behandlung verbessern.
Finden Sie den Fehler im System	Nur die genaue Kenntnis der Fehlfunktionen, die den erhöhten Blutzucker zur Folge haben, ermöglicht eine fachgerechte Behandlung. Moderne Medikamente zielen auf ganz bestimmte Fehlfunktionen.
Der Weg ist das Ziel	Noch vor der eigentlichen Behandlung sollten einige Dinge klar sein. Etwa das Ziel der Behandlung. Oder welche Dinge Sie neben dem Blutzucker noch im Auge behalten wollen.

Der „normale" Zucker – ein Selbstversuch

Wie sich der Blutzucker im Tagesverlauf darstellt, konnte ich jüngst am eigenen Leib verspüren – im wahrsten Sinn des Wortes. Ich testete nämlich selbst einen Glukosesensor (und gleich von zwei verschiedenen Herstellern). Neue Technologien (mehr dazu in Kapitel 7) ermöglichen die lückenlose Darstellung der Zuckerspiegel im

24-Stunden-Verlauf. Die Selbstanwendung eines Systems, das wir in der heutigen klinischen Praxis gerne und immer häufiger einsetzen, hat mir wertvolle Einblicke verschafft. Einerseits, um zu verstehen – nur ein kleines bisschen wenigstens –, was es heißt, ein „Ding" am Körper zu tragen, wegen des Zuckers, wegen des Diabetes. Andererseits, um die Funktionalität der Technologie zu erfahren. Und schließlich war ich natürlich neugierig, was meinen eigenen Zucker betrifft. Wie würde sich der im Lauf des Tages verändern? Was haben diverse Empfehlungen, die ich tagtäglich meinen Patientinnen und Patienten gebe, für Auswirkungen auf meinen eigenen Blutzucker? Was passiert, wenn ich Haferflocken zum Frühstück esse, wenn ich 90 Minuten im Keller auf dem Heimtrainer schwitze, was, wenn ich Schokolade nasche? Ich habe viel gelernt, in vielerlei Hinsicht. In Summe war ich froh zu sehen, dass meine Empfehlungen dem entsprechen, was ich tatsächlich an mir selbst beobachten konnte (im sogenannten nicht diabetischen Zuckerbereich). Alles Phänomene also, die auch meine Patientinnen und Patienten beobachten und mir berichten, die demnach also nicht überraschen sollen, auch wenn die Blutzuckeranstiege natürlich bei Diabetes dann deutlich drastischer ausfallen.

Zuckermessung im Selbstversuch (mittels Glukosesensor)

Was ich bemerkt habe	
Der Blutzucker (BZ) steigt nach dem Aufstehen.	Ein sehr häufiges Phänomen auch bei Diabetes
Der Blutzucker steigt auf dem Heimfahrrad	Blutzucker kann bei Sport auch steigen.
Blutzucker steigt nach Verzehr von Toast unvergleichlich mehr als nach Haferflocken	Die Wahl der Kohlenhydrate bestimmt die Zuckerkurve; Paradebeispiel Brot
Blutzucker steigt nicht so stark am Tag nach Sport	Bewegung und Sport helfen, den Blutzucker mittel- und langfristig zu regulieren
Zucker ist nicht spürbar	Selbst als ich Hunger verspürte, war der Blutzucker nicht unbedingt ganz niedrig
Wert von Sensorglukose und BZ (kapillär) stimmen nicht genau überein	Die Kenntnis der Methodik (Vorteile, Nachteile, Grenzen) ist wichtig

Bitte merken:

1. Wenn der Blutzucker hoch ist, besteht Handlungsbedarf (auch wenn Sie nichts davon spüren, bitte nicht auf bessere Zeiten warten).
2. Es gibt viele Ursachen für einen hohen Blutzucker.
3. Die Ursachen sollten möglichst gut bekannt sein, bevor eine Behandlung begonnen wird.

Kapitel 2
Behandlung – die Grundlagen

In Kapitel 1 habe ich erklärt, wie wichtig es ist, den Diabetes in seiner Entstehung etwas genauer unter die Lupe zu nehmen, um eine individuelle Behandlung zu ermöglichen. Was verursacht die Blutzuckererhöhung, wo liegen die Ursachen? Bevor ich die Behandlungsoptionen im Detail darstelle, möchte ich einen Blick auf jene Gemeinsamkeiten werfen, die für alle Diabetesformen Gültigkeit haben.

Medizin: immer individuell, also persönlich

Die Medizin hat sich in jüngster Zeit in vielen Bereichen grundlegend und mitunter dramatisch verändert. Wir sprechen heute immer öfter von personalisierter, individueller Medizin oder auch von Präzisionsmedizin. Dabei soll die Behandlung nicht nach dem Motto „eine (Behandlung) für alle" erfolgen, sondern es soll für jeden einzelnen Menschen die richtige Therapie gewählt werden. Also eine ganz spezielle Empfehlung für jeden einzelnen Patienten, für jede einzelne Patientin abgegeben werden. Wir sprechen von der Möglichkeit, die Wahl der pharmakologischen Intervention sehr individuell zu gestalten. Ein solches „präzises" Vorgehen ist in 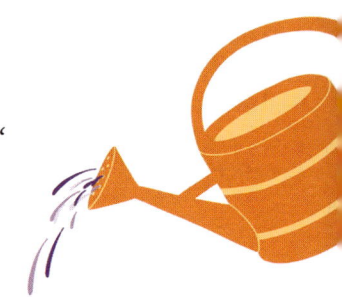 einigen Bereichen der Inneren Medizin bereits sehr weit fortgeschritten, mit zum Teil bahnbrechenden Erfolgen für die betroffenen Patientinnen und Patienten. Als Beispiel möchte ich das Spezialfach Onkologie anführen, das sich mit der Behandlung von Krebserkrankungen beschäftigt. Da gelingt es immer wieder, auf Grundlage einer speziellen Diagnostik (z.B. dem Nachweis von Mutationen in Krebszellen) maßgeschneiderte Medikamente anbieten zu können. Medikamente, die dann eben nicht bei allen Patientinnen und Patienten wirken, sondern nur bei solchen, deren Krebserkrankung bestimmte biologische Eigenschaften aufweist, oft auf der Grundlage eines bestimmten Genmusters.

Diese Eigenschaften (etwa die dem Krebs zugrunde liegenden Gene bzw. deren Mutationen) lassen sich heutzutage durch die Möglichkeiten moderner (Labor-)Diagnostik auch immer besser nachweisen. Der Nachteil, oder besser die andere Seite derselben Medaille, liegt dann darin, dass ein und dasselbe Medikament nur bei jenen Patientinnen und Patienten besonders gut wirksam ist, und eben nicht bei anderen Patientinnen und Patienten. Das ist das Prinzip der Präzisionsmedizin: Statt Massenware, statt eines Kleides von der Stange bekommt die Patientin dann ein maßgeschneidertes Kostüm. Oder für den Herrn Patienten von heute: Maßanzug statt Anzug von der Stange. In Zukunft wird die Präzisionsmedizin noch deutlich mehr an Bedeutung gewinnen. In der Diabetologie bedeutet Präzisionsmedizin (noch) nicht die Bestimmung beteiligter Gene und somit die Beschreibung des „Genotyps" eines Menschen, sondern etwa die Auswahl des am besten geeigneten Medikamentes anhand des individuellen „Phänotyps". Der Phänotyp eines Menschen beschreibt sein Erscheinungsbild im klinisch-medizinischen Sinn. Der Phänotyp umfasst demnach grundlegende Messgrößen wie Alter, Geschlecht, Körpergewicht, aber auch Labordaten, Blutzucker ohnehin, sowie die Blutfette (Cholesterin) und andere Werte, die heute in der klinischen Betreuung Routine sind. Diese Daten sind aber oft viel zu grob, um eine individuelle Feinabstimmung herstellen zu können, etwa hinsichtlich der Medikamente, die den besten Therapieerfolg versprechen. Hier liefert die „Biomarker"-Forschung vielversprechende Ansätze. Dabei werden im Blut der Patientinnen und Patienten mittels subtiler Diagnostik Substanzen nachgewiesen, die mitunter nur in Spuren vorhanden sind, und die Kombination vieler dieser Biomarker wird zu einem feinen Netz verbunden, das – ähnlich wie ein Fingerabdruck – sehr persönlich gewebt ist. Wir stehen erst am Anfang, diese Substanzen, wie etwa Fette, Eiweißkörper und auch Spurenelemente, in ihrer Gesamtheit zu verstehen, in ihrer Bedeutung für die Behandlung und Prognose des Diabetes. Doch bevor wir in die Zukunft der Präzisionsmedizin blicken, geht es zurück in die Praxis von heute.

Die drei (magischen) Kreise

„Herr Hübsch, was sehen Sie hier?", frage ich meinen Patienten und lege ihm dabei gerne ein Blatt Papier vor die Nase. Darauf befindet sich eine Abbildung, die drei sich zum Teil überlappende Kreise zeigt, die zu einer symmetrischen Figur verbunden sind (siehe Abbildung). Die Kreise sind jeweils mit einem großen Buchstaben bezeichnet, es sind dies ein E, ein B und ein M.

„Sie sehen hier die Behandlung des Diabetes, Ihres Diabetes", füge ich dann ein wenig schelmisch hinzu.

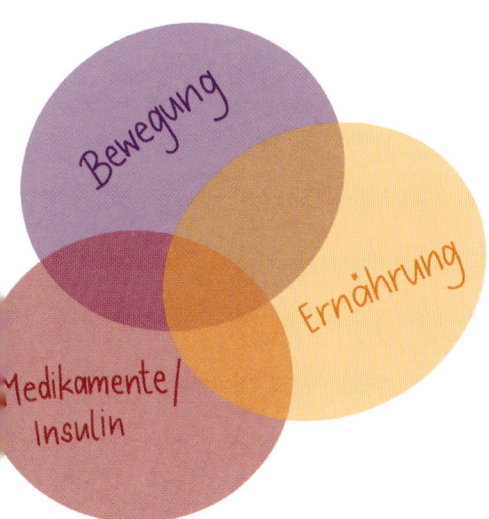

Die Anspannung und die Denkarbeit des Patienten sind dann schnell spürbar. Niemand rechnet damit, während des Arztbesuches in eine Prüfungssituation hineinzugeraten. Aber keine Angst.

„Jetzt sind Sie also beim Arzt, ich weiß, prinzipiell ist das nicht ganz so angenehm. Und jetzt werden Sie auch noch geprüft!", füge ich dann noch schnell hinzu, was den meisten Menschen dann doch ein entspannteres Lächeln ins Gesicht zaubert.

Oft bekomme ich dann von meinen Patientinnen und Patienten sehr gute Antworten. Viele Menschen wissen bereits, dass die Ernährung (das E) und auch die Bewegung (das B) eine zentrale Rolle beim Diabetes spielen. Gut so. Und dass die Medikamente (das M) umso besser wirksam werden können, je besser es mit E (Ernährung) und B (Bewegung) klappt, ist eine Botschaft, die gut zu vermitteln ist.

„Sehen Sie, das M steht für die Medikamente, die sind meine Verantwortung. Ich werde ein Medikament auswählen, das für Sie am besten geeignet ist – und das wirkt dann noch besser, wenn Sie hier (dabei zeige ich auf das E und das B) versuchen, das Bestmögliche herauszuholen."

Wieder wird spürbar, wie Frau Schön und Herr Hübsch das Gehörte aufnehmen und auch gleich auf Machbarkeit überprüfen. Oft beginnt dann die Replik – im Idealfall – mit: „Ja, das verstehe ich, das habe ich mir ohnehin schon gedacht ..." Oder auch – im nicht ganz so idealen Fall: „Ja, aber ...“

Und weiter im Text füge ich sogleich hinzu: „Sehen Sie, hier überschneiden sich die Kreise – alle Komponenten spielen eng zusammen. Und betrachten Sie nun die Größe der drei Kreise", hake ich dann gerne nach. „Ja richtig, alle Kreise sind gleich groß. Das bedeutet, dass alle drei Komponenten in ihrer Bedeutung gleichwertig sind." Und noch eine Botschaft ist mir wichtig: „Sehen Sie doch, die beiden Komponenten hier, die Ernährung und die Bewegung, sind in Summe doppelt so groß wie der M-Kreis, diese Maßnahmen sind demnach mindestens genauso wichtig, oder vielleicht sogar wichtiger als die Medikamente hier."

Dadurch möchte ich zum Ausdruck bringen, dass einiges (wenn auch nicht alles) in den Händen der Betroffenen liegt. Andererseits helfen die Medikamente gerade dann am besten, wenn auch die Komponenten des Lebensstils (E und B) ausreichend gewürdigt werden. Gewürdigt, anerkannt – und auch umgesetzt (dazu mehr im nächsten Kapitel).

„Ich kann Ihnen die besten Medikamente verschreiben, die werden aber nur dann wirken, wenn es Ihnen auch gelingt, den Lebensstil entsprechend zu optimieren", füge ich gerne noch hinzu.

Die „EBM"-Kreise zeige ich gerne all jenen, die gerade neu mit der Diagnose Diabetes konfrontiert sind, aber auch jenen, die ich gerne als „alte Hasen" an die Grundlagen der Behandlung erinnere. Also Patientinnen und Patienten, die im Krankheitsverlauf vielleicht schon vergessen haben, welch zentrale Rolle der Lebensstil bei vielen Diabetesformen spielt. Ich nehme die Abbildung aber auch gerne zur Hand, wenn ich bei einem/er Patient/in selbst nicht im Klaren bin, wo ich den Hebel für eine Verbesserung der Situation finde. Die Abbildung fungiert dann oft als „Eisbrecher", um eine gute Diskussion in Gang zu bringen.

Lehrreiche Gedanken eines Patienten

Mitunter bekomme ich auch unerwartete Reaktionen auf meine „Prüfung". Manch eine/r beginnt über den Kreisen und Buchstaben zu grübeln. Die Gedankengänge werden förmlich greifbar. Oft genügt dann ein kleiner Hinweis.

„Worüber haben wird denn gerade eben gesprochen?" Ah ja, die Ernährung, also das E. Ja, und B – das kann dann nur Bewegung bedeuten.

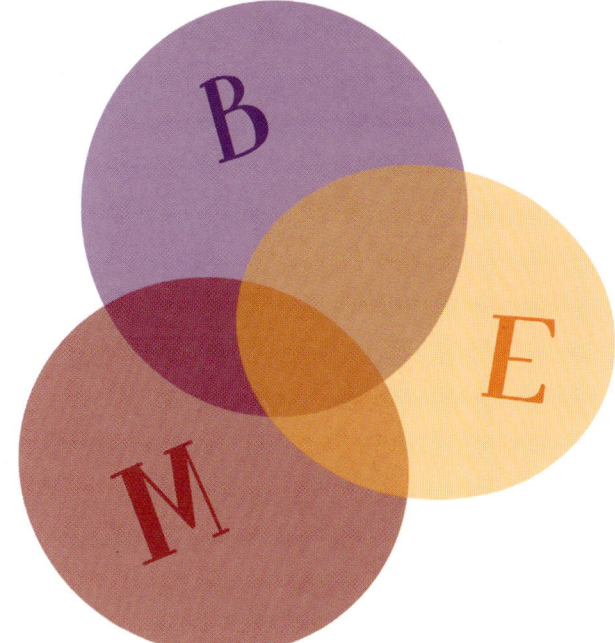

Es gibt aber auch kreativere Vorschläge. Eine Antwort, die mich sehr beeindruckt hat, gab mir ein Patient, Mitte 50, leicht übergewichtig. Seine Erklärung hat mir besonders gut geholfen, die Bedürfnisse und Sorgen eines Betroffenen besser zu verstehen.
Auf meine Frage, „Also wofür stehen die drei Buchstaben, was meinen Sie?", bekam ich folgende Antwort: „Na ja, ich denke E steht für Einschränken, B steht für das Bemühen und M steht dann wohl für das Machen."

„Wow", dachte ich in diesem Augenblick, „was für eine gut durchdachte Antwort." Und wie tief lässt sie nicht blicken? Zum einen kommt das Wissen um die Schwierigkeiten und Mühen, die mit dem Diabetes einhergehen, deutlich zum Ausdruck, andererseits das klare Bekenntnis zum Machen, das heißt, das Bewusstsein, dass der Erfolg ein gutes Maß an Eigeninitiative und Eigenverantwortung einschließt, ja voraussetzt. Ich als Betroffener kann mich nicht (nur) auf den Arzt/die Ärztin verlassen, ich muss auch definitiv selbst zupacken, ich muss Machen, sonst kann die Übung nicht gelingen. Und – last but not least – das Gefühl, nur durch Einschränkung der Situation Herr werden zu können. Durch den Verzicht auf lieb gewonnene Gewohnheiten etwa. Dieser Patient war jedenfalls schon einen guten Schritt gegangen, hatte für sich selbst nicht nur einen Plan entworfen, sondern diesen auch in die Tat umgesetzt, um damit den Diabetes gut in den Griff zu bekommen.

Wir schmieden einen Plan

Wenn Sie mit Fieber ans Bett gefesselt sind, wird Ihnen Ihre Ärztin bzw. Ihr Arzt ein fiebersenkendes Medikament verschreiben, vielleicht auch ein Medikament, das den Hustenreiz mildert. Vielleicht auch ein Antibiotikum. Sie verbringen noch einige Tage in Ruhestellung, nach zwei Wochen ist die Grippe wieder vorbei, und das war es dann auch schon wieder mit der Behandlung und mit den Medikamenten. Die akute

Erkrankung ist abgeheilt (und gerät dann sehr oft wieder in Vergessenheit, besonders, wenn sie keinerlei Spuren hinterlässt, etwa in Form von Spätfolgen).

Chronische Krankheiten erfordern einen anderen Zugang. Diabetes ist eine chronische Krankheit. Das bedeutet, der Diabetes ist immer da, fortgesetzt und unentwegt. Und zwar heute. Und morgen. Und übermorgen. Und auch noch in zehn oder in zwanzig Jahren.

„Einmal Diabetes, immer Diabetes", füge ich dann mitunter hinzu, wenn der richtige Zeitpunkt dafür gekommen ist, den Patienten bzw. die Patientin auf eine Reise vorzubereiten, eine Reise mit langer, in der Regel lebenslanger Laufzeit. Das ist keine gute Nachricht für Betroffene, aber eine immens wichtige. Ein Umstand, der auf keinen Fall unausgesprochen bleiben oder schöngeredet oder verdrängt (siehe dazu auch Mythos Heilung in Kapitel 7) werden darf.

Die gute Nachricht dabei: Wir haben heute alle Trümpfe in der Hand, den Diabetes in Schach zu halten. Dem Diabetes die Zähne zu ziehen. Aus einer ehemals gefürchteten Krankheit einen Zustand zu machen, mit dem es sich hervorragend leben lässt, lang leben lässt und gut leben lässt. Das weiß ich aus der Erfahrung mit Tausenden Betroffenen, die das Schicksal Diabetes hervorragend meistern. Menschen, die mit allen verfügbaren Mitteln aus dem wilden Löwen ein harmloses Kätzchen gemacht haben. Die längst verstanden haben, dass nicht die Heilung das Ziel ist, sondern der Umgang mit der chronischen Krankheit.

Dieser Umgang erfordert (wie übrigens auch andere chronische Krankheiten) einen Behandlungsplan, der bestimmte Eigenschaften aufweist. Zunächst sollte es ein Plan sein, der von allen Beteiligten gemeinsam entwickelt wird. Dieser Prozess wird heute gerne auch als „shared decision making" bezeichnet. Es ist also nicht ein Plan, der vom Arzt/von der Ärztin entwickelt wird und dann den Betroffenen zur Umsetzung „umgehängt", also mitgegeben wird. Sondern ein Plan, der das Resultat gemeinsamer Arbeit ist. In der Regel betrifft dieser Prozess demnach zwei Hauptakteure: den Patienten/die Patientin auf der einen und die Ärztin/den Arzt auf der anderen Seite. Oft treten noch weitere Spieler hinzu, etwa Angehörige, Partner des Patienten/der Patientin, weitere Ärztinnen und Ärzte oder Mitglieder des Behandlungsteams (siehe Tabelle). Im Grunde ist es aber eine bilaterale, also zweiseitige Vereinbarung. Im Zentrum des Behandlungsplans stehen Maßnahmen, die eine der drei Säulen (einen der drei magischen Kreise) adressieren. Also etwa Maßnahmen, die eine Optimierung des Ernährungsverhaltens zum Ziel haben. Oder auch das Anlegen eines Bewegungsprotokolles, um Möglichkeiten zu explorieren, wie durch eine Verbesserung der körperlichen Aktivität der Blutzucker günstig beeinflusst werden kann. Oder etwa Möglichkeiten der Blutzuckerselbstmessung. Schließlich werden immer auch medikamentöse Optionen zu besprechen sein. Wie ein bestimmtes Medikament wirkt, welche Effekte erwartet werden dürfen und welche etwaigen Nebenwirkungen. Neben der Behandlung selbst besteht meine Aufgabe als Arzt auch darin, mögliche Begleiterkrankungen aufzuspüren und gegebenenfalls in ein umfassendes Behandlungskonzept einfließen zu lassen. Weiters, Therapieziele festzulegen, wieder in enger Absprache mit dem/der Betroffenen. Zu guter Letzt ist eine Vereinbarung darüber zu erzielen, wie die weitere Betreuung erfolgen soll, bei welchem Arzt/welcher Ärztin, welche Gradmesser im Auge zu behalten sind und in welcher Frequenz (z.B. wie oft Blut abgenommen werden soll und welche Blutwerte erforderlich sind, um den Erfolg des Therapieplans beurteilen zu können).

Das Diabetesteam

Funktion	Aufgabe innerhalb des Teams
Ärztin/Arzt	Hauptverantwortlich für den Behandlungsplan, insbesondere die medikamentöse Komponente
Qualifizierte Pflege, Diabetesberater/in	Schulung, Mitwirkung an Erstellung, Kontrolle des Behandlungsplanes; Fehlererkennung und -behebung
Diätologe/in	Hauptverantwortlich für Ernährungsthemen
Trainingsberater/in	Hauptverantwortlich für Bewegungs- und Sportberatung
Psychologe/in	Erkennen psychologischer Komponenten und psychiatrischer Begleiterkrankungen; Beratung und Einleitung entsprechender Maßnahmen
IT-Spezialist/in	Mitwirkung an optimaler Nutzung diabetesrelevanter Technologien (Hardware und Software); insbesondere Sensoren und Pumpen
Administration	Terminkoordination; Aspekte der Erstattung von Medikamenten/Technologien durch Kostenträger

Hurra, wir haben einen Plan

Das sind oft meine ersten Worte, wenn ich mein Ordinationszimmer verlasse, um den Patienten/die Patientin in die fachkundigen Hände anderer Mitglieder des Teams weiterzuleiten. Zum Beispiel, den Patienten/die Patientin mit einem Blutzuckermessgerät zu versorgen und gleich zu erklären, wie das Gerät funktioniert und wie Blut aus der Fingerkuppe gewonnen werden kann. Oder einen Antrag zur Kostenerstattung eines Glukosesensors zur Einreichung bei der zuständigen Krankenkasse vorzubereiten. Oder einen Termin bei der Diätologin/dem Diätologen zu vereinbaren oder – in dringenderen Fällen, z.B. bei Schwangerschaftsdiabetes – die Ernährungsberatung gleich vor Ort durchzuführen. Oder bei Erstverordnung einer Injektionstherapie die

Injektionshilfe (etwa den Insulinpen) vorzustellen, die Funktionsweise zu erläutern und mitunter auch gleich die erste Injektion vor Ort unter Anleitung durchführen zu lassen. Also die ersten Schritte des Plans in die Tat umzusetzen, nicht zuletzt auch als Signal an die Patientinnen und Patienten, dass all das ernst gemeint ist und es ab sofort ans „Eingemachte" geht, dass es jetzt Zeit ist, den Worten Taten folgen zu lassen.

Wem gehört der Behandlungsplan?

Der Behandlungsplan ist individuell geschneidert für eine Person, für Betroffene mit Diabetes. Ausführender und damit letztlich auch der „Besitzer" des Planes ist demnach ganz klar der Patient/die Patientin selbst. Ein Behandlungsplan hat viele Komponenten, und dessen Umsetzung im Alltag (oft 24 Stunden/Tag und 7 Tage/Woche) bedeutet mit Sicherheit eines: viel Energie, viel Aufwand, viel Mühe. Die Umsetzung des Plans, und damit auch ein guter Erfolg der Therapie, kann gelingen, und das ist die andere, die erfreuliche Seite der Medaille. Der Einsatz lohnt sich. Dazu müssen allerdings zunächst einige Voraussetzungen erfüllt sein.

Das erste Erfolgskriterium ist ein gutes Verständnis der Inhalte des Plans. Der/die Betroffene versteht den Plan, jedenfalls in den Grundzügen und jenen Punkten, die die Umsetzung betreffen. Das erfordert ein zumindest grundsätzliches Verständnis über jene Organfunktionen, die zum status quo beigetragen haben. Eine Patientin/ ein Patient mit Typ-1-Diabetes muss wissen, dass die Insulintherapie eine unbedingt (lebens-)notwendige Maßnahme darstellt. Oder eine Patientin/ein Patient mit Übergewicht und Typ-2-Diabetes soll verstehen, dass das Übergewicht ursächlich mit dem Diabetes in Zusammenhang steht. Hier ist Fingerspitzengefühl von Seiten des Behandlungsteams gefragt, um einerseits ein Mindestmaß an Verständnis auch einzufordern, andererseits aber auch, um die Betroffenen nicht zu überfordern. Nicht zu viel Information zu geben, aber auch nicht zu wenig. Auf der Grundlage eines guten grundlegenden Verständnisses gelingt es in der Regel, die Sinnhaftigkeit des gemeinsamen Behandlungsplanes zu vermitteln. Dem Patienten/der Patientin zu erklären, warum die eine oder die andere Maßnahme auch sinnvoll ist, hilft jedenfalls entscheidend bei der Umsetzung. Die dann ohnehin oft genug noch eine große Hürde darstellt. Denn die Behandlung des Diabetes verlangt nicht selten nach einer Änderung liebgewonnener Lebensgewohnheiten (Stichwort Ernährung, Stichwort Bewegung). Dazu später mehr. Zunächst geht es darum, einen Plan zu entwickeln, Ziele festzulegen und die Ziele auch in einem überschaubaren Zeithorizont festzumachen. Schließlich sind die Ziele im zeitlichen Ablauf auch immer wieder kritisch zu betrachten und wenn nötig anzupassen.

Kein Plan ist in Stein gemeißelt

Jeder Kontakt mit dem Diabetesteam bietet eine Gelegenheit, um Fragen, Bedenken, Unklarheiten zu artikulieren, aber auch Erfolgsgeschichten zu teilen. Was hat

Behandlung – die Grundlagen

funktioniert, wo klappt es noch nicht so gut, wo gibt es Hürden? Hürden, die zu er-warten waren, oder auch solche, die sich überraschend in den Weg stellen. Was hat funktioniert und warum? So entsteht ein Dialog, ein wechselseitiger Informationsaus-tausch zwischen dem Patienten/der PatientIn und dem Diabetesteam. Die Grundlage des Gedanken- und Erfahrungsaustausches ist der Behandlungsplan, abgestimmt auf die aktuelle Situation, die aktuellen Wünsche, Beschwerden und Bedürfnisse des Patienten/der Patientin.

„Herr Gross, was können wir heute für Sie tun?", beginne ich dann oft das ärztliche Gespräch. Eines meiner Augen ruht dann schon auf dem aktuellen Laborbefund oder dem Tagebuch mit den zu Hause selbst aufgezeichneten Blutzuckerwerten, während das andere Auge bereits die ersten nonverbalen Reaktionen auf meine Eingangsfrage registriert. Was möchte mir der Patient/die Patientin sagen durch die Worte, die er/sie zum Ausdruck bringt? Oder durch einen Gesichtsausdruck oder eine Körper-haltung. So gelingt es, im therapeutischen Gespräch einerseits die aktuelle Situation zu thematisieren, andererseits die Fortschritte auf dem Weg von A nach B hin zum therapeutischen Ziel zu beurteilen. Ist der HbA_{1c} im vereinbarten Zielbereich? Gibt es Unterzuckerungen? Wie kommt der Patient/die Patientin mit dem neu verordneten Insulin unter häuslichen Bedingungen zurecht? Wie funktioniert der Glukosesensor im Alltag? Gab es in der Zwischenzeit schwere Krankheiten oder gar Krankenhausauf-enthalte oder Operationen? Hat sich das Leben, der Alltag des Patienten/der PatientIn vielleicht grundlegend geändert, etwa durch das Ableben eines nahen Angehörigen oder den Verlust des Arbeitsplatzes? Sehr häufig zeigt sich im Verlauf des Gesprä-ches auch die eine oder andere „Wissenslücke". Auf beiden Seiten! Ich habe vielleicht übersehen, dass der Patient/die Patientin Medikament XY längst nicht mehr einnimmt. Oder dass er/sie längst einen neuen Job hat, der keine Schichtdienste mehr umfasst (was den Behandlungsplan signifikant beeinflussen kann).

Andererseits ist die Visite für mich immer auch eine exzellente Möglichkeit, um diabetesspezifische Schulungsinhalte für und mit den Patientinnen und Patienten aufzufrischen.
„Wie war das noch mit der Unterzuckerung?"
„Zeigen Sie mir doch einmal, wo genau Sie das Insulin injizieren!"
„Verraten Sie mir doch, wie Sie die Insulindosis zum Frühstück berechnen?"
„Wie oft wechseln Sie denn eigentlich – wirklich – die Injektionsnadeln (dabei blicke ich der Patientin/dem Patienten tief in die Augen)?"
Das sind typische Fragen, die ich gerne – oft quasi nebenbei – stelle. Denn: Nur wer auch weiß, wie es „richtig" zu machen ist, kann es dann auch tatsächlich richtig ma-chen. Es schadet also nicht, die wesentlichen Grundlagen immer und immer wieder vor Augen zu führen. Das gelingt am besten im Zuge eines Dialogs, in dem der Be-troffene/die Betroffene die eigenen Erfahrungen (Bedenken, Sorgen etc.) teilt und ich

selbst, oder auch andere Mitglieder des Diabetesteams, zunächst aufmerksam zuhöre, um dann vielleicht eine aus der Erfahrung und dem Wissen geborene, möglichst wertfreie und maximal lösungsorientierte Idee mit dem/der Betroffenen teilen zu können. „Könnten Sie sich vorstellen, es einmal so (oder auch so) zu versuchen?", ist dann eine oft gestellte Frage mit offenem Ausgang.

Nie mehr Schule – oder doch?

Ein Mensch, der lange Zeit gezwungen ist, sich mit einer Krankheit auseinanderzusetzen (niemand hat freiwillig Diabetes), weiß sehr viel über die Krankheit. Jedenfalls in der Regel mehr als Menschen, die nicht betroffen sind. Nicht selten sogar viel mehr. Das ist auch gut so, denn je mehr der Mensch weiß, desto besser kann er die Krankheit in den Griff bekommen. Die Aufgabe des Betreuungsteams und letztlich die Aufgabe des/der Ärztin/Arztes ist es sicherzustellen, dass das Wissen akkurat, aktuell und relevant ist. Dem bzw. der Betroffenen klarzumachen, was Fakt ist und was Fake. Was wichtig ist und was weniger wichtig. Nicht den falschen Baum anzubellen. Demnach, falls erforderlich, auch einmal den Betroffenen bzw. die Betroffene in die eine oder die andere Richtung zu geleiten. Mit klaren Worten oder auch durch die Blume. Zum Beispiel einem Patienten bzw. einer Patientin mit langjährigem Typ-1-Diabetes die Bedeutung wiederkehrender Unterzuckerungen klarzumachen (mit denen er/sie vielleicht gelernt hat zu leben). Oder einem Patienten/einer Patientin mit einem aktuellen HbA_{1c} von 9% unter maximaler Tablettentherapie eine Injektionstherapie (die vielleicht schon monatelang hinausgezögert wurde) unmissverständlich „schmackhaft" zu machen. Oder zu erklären, dass etwaige Schmerzen beim Gehen einer Durchblutungsstörung zuzuschreiben sind und daher Rauchen die Situation vermutlich nicht verbessern wird.

Der Schulungsinhalte gibt es viele. Die Frage in der täglichen Praxis ist dann eher, in welcher Form diese Inhalte an den Mann/die Frau gebracht werden. Hier ist neben der Expertise, Erfahrung und der Fähigkeit zur Empathie auch moderne Pädagogik gefragt. Schulungen für Patientinnen und Patienten werden gerne auch in strukturierter Form als Gruppenschulung angeboten, besonders in den frühen Phasen der Erkrankung, wo sehr viele Inhalte vermittelt werden müssen, also der Schulungsbedarf prinzipiell sehr hoch ist. Gruppenschulungen sind demnach schon alleine aus Gründen der Effizienz durchaus sinnvoll. Damit alleine ist es allerdings keinesfalls getan. Vielmehr gilt das Prinzip der fortgesetzten (lebenslangen!) Schulung, um das erworbene Wissen in Erinnerung zu halten, zu festigen und sehr oft auch durch neue Inhalte zu ergänzen oder gar zu ersetzen (die Diabetologie steht nicht still, ständig gibt es etwas Neues). Oder Inhalte hinzuzufügen, die dann gerade in einer speziellen Situation relevant sind. Welche Inhalte ein umfassendes Schulungskonzept umfassen sollte, habe ich in einer Tabelle zusammengefasst. Sie haben längst bemerkt, die Diabetologie ist ein Fach, in dem viel geredet wird.

Thema	Schulungsziel
Was ist Diabetes?	Grundlagen der Erkrankung; Diabetestypen, Hyperglykämie, Bauchspeicheldrüse, Insulin, mögliche Komplikationen (akut, Spätkomplikationen)
Mit Diabetes leben	Umgang mit Diabetes im Alltag, persönliche Erfahrungen, Emotionen, Unterstützung durch Familie, Freunde
Mahlzeiten planen	Nahrungsbestandteile, Ernährungsprotokoll, persönliche, emotionale und kulturelle Komponente, Broteinheiten (BE) und ihre Berechnung
Bewegung und Sport	Ausdauer, Kraft und Koordination, Auswirkungen auf Blutzucker, inkl. Unterzuckerung, Anpassung der Therapie inkl. Insulin
Verhaltensänderung	Persönliche Zielsetzungen, Planung und Strategien der Verhaltensänderung
Tabletten und Inkretinmimetika (GLP-1-RA)	Einsatzgebiete, Wirkungen und mögliche Nebenwirkungen
Alles über Insulin	Wirkungen und mögliche Nebenwirkungen, inkl. Hypoglykämien, Strategien der Insulintherapie, praktische Umsetzung, Injektionshilfen, Insulinpumpen
Blutzucker(BZ-)-Messungen	Kapilläre Messung/Fingerstich, Langzeitzucker/HbA_{1c}, Interpretation, persönliche Blutzuckerziele, Glukosesensoren
Blutzuckerkontrolle	BZ-Ziele, Hyperglykämie und Hypoglykämie, eigenständige Anpassung der (Insulin-) Therapie, Verhalten bei Krankheit, Reisen, in speziellen Situationen
Umgang mit Stress	Vorgehen bei Stress/Krisen, Hürden der gesunden Lebensführung und der guten Blutzuckerkontrolle
Achtsamer Umgang mit dem eigenen Körper	Aufmerksamkeit und Pflege aller Körperfunktionen, Zähne, Füße etc. Vermeidung von Infektionen
Komplikationen	Gefäßkomplikationen, Herzinfarkt, Schlaganfall, Augen, Nieren, Neuropathie, Früherkennung, Vermeidung/Prävention, Diagnose und Behandlung

Gedanken zur Logistik in der Betreuung der Patientinnen und Patienten

Die Diabetologie hat sich in den letzten Jahren zu einem fast ausschließlich ambulanten Fach entwickelt. Das heißt, dass es sehr selten geworden ist, Patientinnen und Patienten mit Diabetes im Krankenhaus stationär zu betreuen (es sei denn, es treten akute Erkrankungen auf, etwa ein Herzinfarkt). Wir sehen stattdessen unsere Patientinnen und Patienten in der Ordination oder in der Spitalsambulanz, typischerweise nach Vereinbarung eines Termins. Nach Abwicklung einer ambulanten Visite können die Betroffenen wieder nach Hause gehen. Das bedeutet aber auch, dass die Maßnahmen in der Mehrheit in einem Umfeld stattfinden, in dem die Akteurinnen und Akteure üblicherweise einem hohen Zeitdruck unterliegen. Das kann eben eine stark frequentierte Spitalsambulanz sein oder die Ordination ihres Hausarztes bzw. ihrer Hausärztin. Und viele Maßnahmen (von denen in diesem Buch die Rede ist) sind nicht nur zeitaufwändig, sondern auch entsprechend personalintensiv.

Die neuen Technologien haben diesen Trend noch einmal verschärft. Denken Sie nur einmal daran, wie lange Sie gebraucht haben, um – bei Erstanwendung – die Funktionen Ihres Smartphones zu verstehen. Und so geht es auch unseren Patientinnen und Patienten mit den neuesten Technologien in der Medizin. Alle Firmen, die derartige Geräte im Portfolio haben, bieten großartige Unterstützung für die Patientinnen und Patienten (auch für das betreuende Diabetesteam). Trotzdem braucht es dann in der tagtäglichen Anwendung immer wieder Zeit (und natürlich Expertise), um auftretende Fragen und Probleme lösen zu können. Es ist jedenfalls damit zu rechnen, dass sich das schon jetzt spürbare Zeitproblem in der Betreuung von Menschen mit Diabetes mit der zunehmenden Bedeutung neuer Technologien weiter zuspitzen wird. Weiters wissen wir, dass die nicht medikamentösen Maßnahmen zwar oft sehr wirksam sind (mitunter wirksamer als Medikamente oder auch besonders wirksam gerade in Kombination mit den Medikamenten), aber auch viel Aufwand benötigen, um erfolgreich zu sein, und zwar von beiden Partnern des bilateralen Behandlungsplans, also von den Patientinnen und Patienten als auch vom Diabetesteam.

Eine weitere Hürde kommt in folgender Frage zum Ausdruck, die ich viele Male höre: „Aber Herr Doktor, mir geht's doch gut, warum soll ich den Blutzucker überhaupt so ernst nehmen? Warum das Ganze?" Die Behandlung des Diabetes dient sehr oft dem Ziel der Primärprävention. Und das ist auch gut so. Denn Primärprävention bedeutet, dass ich anhand der gesetzten Maßnahmen etwas verhindern will und auch kann (Prävention oder Vorsorge) – das heißt, ein gesunder Mensch soll auch gesund bleiben. Und keine Ereignisse erleiden, die es speziell bei Diabetes zu vermeiden gilt (etwa ein Herzinfarkt oder eine Nierenschwäche).

Merkmale der Betreuungslogistik bei Diabetes	Fragen, die der Klärung bedürfen
Personalintensiv, zeitaufwändig	Gibt es ausreichend qualifiziertes Personal, Nachwuchs/Ausbildung von Ärztinnen/Ärzten und entsprechende Planstellen?
Nicht medikamentöse Maßnahmen sind sehr wirksam	Wie kann dem (hohen) Stellenwert der Lebensstilmaßnahmen in der Praxis auch Rechnung getragen werden?
Oft Primärprävention	Wie kann ein gesunder Mensch dazu motiviert werden, liebgewonnenes Verhalten aufzugeben/anzupassen?
Behandlung ist zunehmend komplexer	Welches Medikament zu welchem Zeitpunkt für welchen Patienten?
Neue Technologien spielen eine immer größere Rolle	Wer kennt sich noch aus mit all den smarten Pens, den Pumpen und Sensoren? Der/die Patient/in? Der Arzt/die Ärztin?
Gesundheit kostet Geld	Zeit = Geld. Wer zahlt?

„Aber Herr Doktor, es tut mir doch nichts weh."
„Ja genau," werfe ich dann zielsicher in die Diskussion ein, „und so soll es auch bleiben."
Heute investieren, damit morgen (noch) was da ist, das ist das Grundprinzip der präventiven Medizin.
„Denken Sie an ein Sparbuch. Da zahlen Sie heute etwas ein. Sie sparen, bringen sogar ein Opfer. Sie tun etwas, und zwar heute, damit Sie es morgen leichter, besser haben. So ist es auch mit Ihrer Gesundheit. Heute an morgen denken."
Am wirksamsten sind die Maßnahmen in der „Primärprävention", der Mensch ist gesund und bleibt es auch, und zwar möglichst lange. Sind hingegen unerwünschte Ereignisse bereits eingetreten (etwa eine Gefäßverkalkung oder ein Herzinfarkt),besteht das Ziel der „Sekundärprävention" darin, ein weiteres Ereignis hintanzuhalten. Leider steigt das Risiko deutlich, wenn es bereits zu einem klinisch spürbaren Ereignis gekommen ist. Ein Grund mehr, möglichst frühzeitig zu intervenieren.

Health Literacy

Der Begriff, als „Gesundheitskompetenz" aus meiner Sicht nur unzureichend übersetzt, beschreibt unser Allgemeinwissen zum Thema Gesundheit. Ich verstehe den Begriff umfassend, er betrifft somit auch die Aspekte des menschlichen Körpers, wie er funktioniert, was es bedeutet, wenn er nicht funktioniert, und was wir selbst (und die beteiligten Ärztinnen und Ärzte) tun können, um ihn wieder gesund zu machen. Demnach sollte auch jeder von uns ein grundlegendes Verständnis darüber haben, wie unser Kreislauf funktioniert, wie und warum wir atmen und essen, was ein Antibiotikum ist und welches Ziel eine Impfung verfolgt.

Wissen Sie, wie ein Auto funktioniert? Wissen Sie, was ein Sparbuch ist? Eben. Lassen Sie sich nichts vormachen, was Ihre eigene Gesundheit betrifft. Machen Sie sich schlau und nehmen Sie sich die Zeit, in die faszinierende Biologie des Menschen einzutauchen. Ich garantiere Ihnen, es lohnt sich – umso mehr bei Diabetes!

Bitte merken:

1. Behandeln heißt planen.
2. Erst planen, dann umsetzen.
3. Bald beginnen – am besten heute.

Kapitel 3
Therapieziele

Im Dialog entsteht der Behandlungsplan. Er besteht zunächst aus einer Landkarte. Hier ist der Ausgangspunkt (A) und hier das Ziel (B). Weiters aus einem Rucksack voller Taschen und Fächer, Bänder und Riemen, voller Maßnahmen und Hilfsmittel, die dem/der Betroffenen helfen, von A nach B zu kommen.

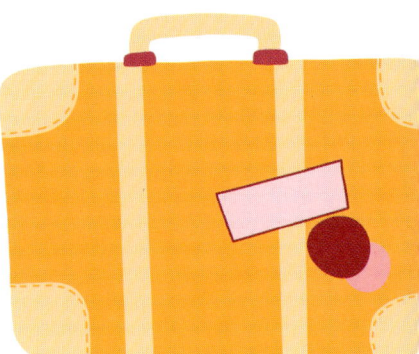

„Herr Doktor, was kann ich tun?"

„Bevor es losgeht, sprechen wir noch einmal im Detail über das Ziel, das Sie erreichen wollen", füge ich dann gerne noch hinzu.

Die Reise ist eine gemeinsame, und sie geht von A nach B. Das A steht für den *status quo,* das Hier und Jetzt, den Ausgangspunkt, den Ort, an dem der Patient, die Patientin sich am heutigen Tag befindet. Und B? Welches Ziel lohnt die Anstrengung, den Aufwand?

„Frau Zart, was kann ich heute für Sie tun?" In dieser sehr allgemein gehaltenen Frage steckt auch die Frage nach dem aktuellen, vielleicht einem kurzfristigen Ziel. Aber immer gibt es auch ein übergeordnetes, längerfristiges Ziel. Meine Aufgabe ist es dabei, unter Bewältigung der kurzfristigen Ziele auch den „großen" Plan, das Ziel B nicht aus den Augen zu verlieren.

Der Diabetes hat viele Komponenten in der Entstehung. Und so ist auch der Behandlungsplan vielgestaltig. Das Ziel der Behandlung wird gemeinsam festgelegt, es sollte dokumentiert werden, es sollte messbar sein und im zeitlichen Verlauf transparent darstellbar. Durchaus kann es Zwischenziele beinhalten.

„Herr Hoch, derzeit ist der HbA_{1c} viel zu hoch, das wissen wir beide. Sehen Sie, das ist das Ziel, von dem ich mir vorstellen kann, dass es für Sie erreichbar ist."

Oft liegen dann noch Welten zwischen den beiden, zum Beispiel wenn der Blutzucker deutlich zu hoch ist (z.B. aktueller HbA_{1c} bei 9,5 %), das Ziel aber eigentlich nach den Erkenntnissen der Medizin HbA_{1c} von 7 % heißen sollte. Dann schlage ich gerne ein Zwischenziel vor.

„Herr Hoch, wir versuchen einmal die 8 % zu knacken. Das können Sie schaffen, mit unserer Hilfe." Möglicherweise halte ich das Ziel schon nach einem Monat für realistisch, möchte aber nicht allzu viel Druck auferlegen. Oder ich drehe den Spieß um und fordere den Patienten/die Patientin auch einmal zu einem sehr ambitionierten Ziel heraus (von dem ich selbst vielleicht gar nicht überzeugt bin). Das erfordert Fingerspitzengefühl, um einerseits die Latte nicht zu hoch zu legen, also ein Ziel zu setzen, das nicht eben realistisch in der Erfüllung ist, andererseits soll man aber auch nicht ein ehrgeiziges Ziel aus den Augen verlieren, wenn vielleicht (noch) mehr möglich wäre, etwa durch eine Intensivierung der medikamentösen Therapie. Oder durch einen nochmaligen Anlauf in der Umsetzung eines Bewegungsprogrammes. Schließlich sollte das Behandlungsziel durchaus im Verlauf ständig hinterfragt werden, etwa wenn die Lebensumstände eine Änderung erfahren. Oder wenn ein Zwischenziel bravourös erreicht wird, vielleicht sogar schneller als erwartet. Dann kann auch das Therapieziel durchaus noch einmal nachjustiert, mitunter auch grundlegend geändert werden.

Wohin geht die Reise?
Gerade beim Diabetes stimmen die Ziele, die eine Ärztin, ein Arzt im Sinn haben mag, nicht immer gut mit den persönlichen Zielen der Betroffenen überein. Umso wichtiger ist eine gute Diskussion darüber. Sprechen wir also über die Ziele der Behandlung. Wieder möchte ich an der Stelle die Bedeutung des individuellen Vorgehens betonen. Nicht nur die Behandlung selbst, auch das Ziel derselben ist maßgeschneidert und nicht von der Stange. Noch bis vor einigen Jahren war das Therapieziel bei Diabetes klar, eindeutig und nicht verhandelbar.

„Liebe Frau Klar, wir haben jetzt so vieles besprochen, was zu tun ist und was nicht, aber sagen Sie mir doch jetzt, was wollen Sie denn damit erreichen?", frage ich dann gerne im Verlauf der Visite.
Patientinnen und Patienten, die schon viele Jahre mit Diabetes leben, antworten auf meine Frage dann nicht selten: „Aber Herr Doktor, das ist doch ganz klar, der HbA_{1c} muss unter 7 % sein."
Nein, so klar ist das heute nicht (mehr). Und das ist auch gut so. Aus gleich mehreren Gründen. Einerseits berücksichtigen wir auch in der Beurteilung des Therapiezieles heute die große Bandbreite des Diabetes, wie in Kapitel 1 ausführlich dargestellt. Pointiert ausgedrückt, hat ein junger Mensch mit Typ-1-Diabetes immer ein anderes (z.B. HbA_{1c}-) Ziel als etwa ein 85-jähriger Mensch mit Typ-2-Diabetes. Und auch alle Graustufen des Diabetes zwischen diesen Extremen unterliegen einer individuellen Festsetzung des Behandlungszieles.

Zum zweiten sind Therapieziele heute weitaus breiter gefächert und gehen weit über die reine Blutzuckersenkung (etwa gemessen am HbA_{1c}) hinaus. Weit gefasste Ziele betreffen etwa

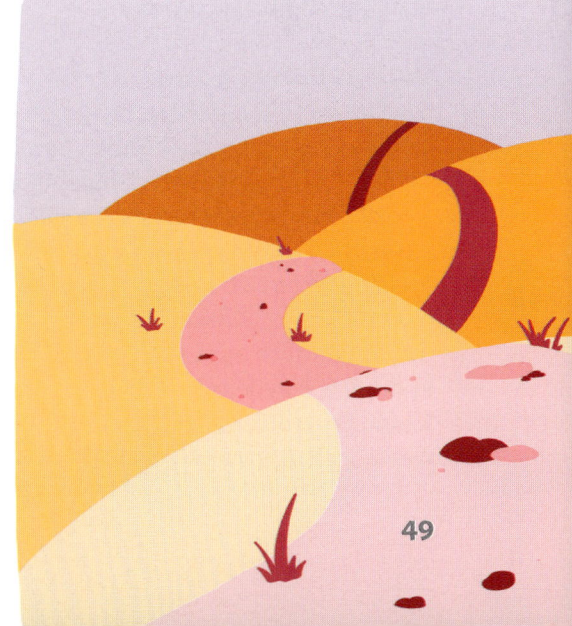

wichtige Organfunktionen, wie das Herz und die Nieren. Wir behandeln also nicht nur den Zucker, sondern behalten wichtige Begleitfaktoren sowie kritische Organe im Auge.

Drittens wird heute weitaus mehr das persönliche, berufliche und soziale Umfeld des/r Betroffenen in Rechnung gestellt. Dies gilt besonders für neue Technologien (siehe Kapitel 7) oder auch für ältere Patientinnen und Patienten mit Diabetes (siehe Kapitel 8).

Das Ziel jeder Diabetesbehandlung ist daher heute deutlich vielschichtiger als anno dazumal. Nicht mehr rein glukozentrisch, also rein auf den Blutzucker konzentriert, sondern vielmehr auf die Vielfalt des Individuums abgestimmt. Das ist nur deshalb möglich, weil sich auch die Möglichkeiten der Behandlung so rasant entwickelt und breit gefächert haben. Dadurch können wir Ärztinnen und Ärzte den Betroffenen so viel mehr anbieten als noch vor 10 oder 15 Jahren.

Betrachten wir die Situation zunächst durch die Augen der/s Betroffenen. Wie würde ein Mensch mit Diabetes das Behandlungsziel heute festlegen? Und nach welchen Kriterien? Zunächst beobachte ich, dass es vielen Patientinnen und Patienten schwer fällt, diese Frage überhaupt zu formulieren. Und dann noch eine möglichst gute Antwort zu finden.

„Frau Klug, was könnte denn ein Grund sein, warum Sie heute hier bei mir sitzen?", versuche ich dann mein Gegenüber aus der Reserve zu locken.

Viele Betroffene sind es nicht gewohnt, über die eigenen Bedürfnisse zu sprechen, insbesondere im Zusammenhang mit der Krankheit. Oder sie haben noch nicht ausreichend darüber nachgedacht. Oft braucht es auch einfach Zeit, um einen Zugang zum Diabetes zu finden, mit dem sich gut leben lässt. Wie denken nun unsere Patientinnen und Patienten über mögliche Ziele einer Behandlung? Hier eine kleine Auswahl aus dem klinischen Alltag.

Patientenziel Nummer 1: den Diabetes im Alltag möglichst wenig spüren

Wir haben schon gehört, die bittere Wahrheit ist: einmal Diabetes, immer Diabetes. Und das 24/7, also 24 Stunden am Tag und 7 Tage die Woche. Der Diabetes macht keine Ferien. Der ungebetene Besucher hat sich breitgemacht. Das Paket, das niemand bestellt hat, ist geliefert. Nach dem ersten Schock, nach der Pause, in der die Realität vielleicht ein wenig verdrängt wird, versucht dann manch einer/eine, die Wahrheit (die zunächst bitter ist) noch ein wenig hinauszuschieben, notwendige Schritte noch auf die (lange) Bank zu schieben. Vielleicht denkt manch einer/e dann ja: „Ich sollte doch eigentlich zum Arzt gehen. Um Rat einzuholen. Die eine oder andere Maßnahme in die Wege zu leiten. Wenigstens sollte ich mal im Internet schauen, was so ansteht." Meine Empfehlung an alle Zögerer und Zauderer: bitte nicht zuwarten. Nicht erst warten, bis das Wasser immer höher steigt. So bald wie möglich aktiv werden. Dabei

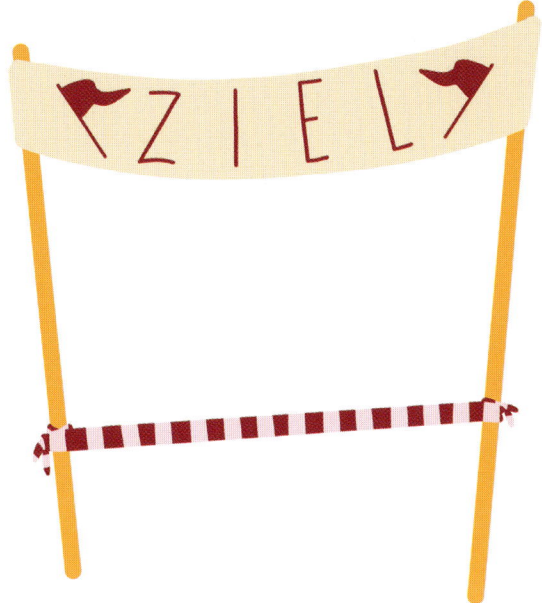

nicht gleich die große Lösung erwarten. Einen Schritt tun, dann den nächsten. Mit Leuten sprechen. Leute, die Erfahrung haben mit Diabetes. Betroffene vielleicht, dann kompetentes Personal aus dem Gesundheitsbereich. Ihre Hausärztin, Ihr Hausarzt an allererster Stelle. Finden Sie Expertinnen und Experten, die Verständnis haben und Hilfe und Unterstützung geben können und auch geben wollen. Je früher Sie aktiv werden, desto besser ist die Chance, den Krankheitsverlauf günstig zu beeinflussen. Und auch alle anderen Behandlungsziele zu erreichen.

Betrachten Sie Ihre Gesundheit und die Sorge um Ihren Diabetes als Investition in die Zukunft, Ihre ganz persönliche Zukunft. Denken Sie nochmals an Ihr Sparbuch oder Ihren Bausparvertrag. Sie werden heute aktiv, in der – berechtigten – Hoffnung, in späteren Zeiten auf die Reserven zurückgreifen zu können. In Zeiten, die anders sind als die heutigen Zeiten. Vielleicht überlegen Sie ja gerade, ob Sie eine Immobilie erwerben sollen oder doch lieber einen Aktienfonds (auch ein gesundes Finanzportfolio erfordert Expertise und Zeit und Geld und Hingabe). Mit Ihrer Gesundheit und ganz besonders beim Diabetes ist es genauso. Die Zeit und Energie, die Sie heute in Ihre Gesundheit, in Ihren Körper investieren, wird sich bezahlt machen. Zeit, um der Ernährung ausreichend Aufmerksamkeit zu schenken (eine gesunde Küche erfordert Expertise und Zeit und Geld und Hingabe), Zeit um Ihrem Körper ausreichend Bewegung zu verschaffen (körperliche Bewegung braucht Expertise und Zeit und Geld und Hingabe). Investieren Sie! Diversifizieren Sie! Oder stellen Sie sich den Diabetes (oder vielmehr den umsichtigen Umgang mit dem Diabetes) als Pflanze vor, die Ihrer Pflege bedarf. Zuerst setzen Sie den Samen, dann gießen Sie, dann erfreuen Sie sich an den ersten Knospen, dann den Blüten und an den üppig wuchernden Blättern (die Pflanzenpflege erfordert Expertise und Zeit und Geld und Hingabe) – die Belohnung ist mannigfaltig.

Sie sehen schon, was Sie zuallererst brauchen, ist die Expertise, das Wissen (deshalb halten Sie jetzt gerade dieses Buch in Händen, bravo!), aber es braucht noch mehr. Ihr Bekenntnis, Ihren Willen, um zu investieren. In Ihre Gesundheit. Zeit. Geld. Hingabe. Friedrich Dürrenmatt, Schriftsteller und Gelehrter des vorigen Jahrhunderts, sagte über den Diabetes: „Mit diesem Raubtier musste ich mein Leben verbringen."

Machen wir gemeinsam das Raubtier zu einem kuscheligen Kätzchen.
„Herr Doktor, eigentlich möchte ich mich so wenig wie möglich kümmern."
Ein Anliegen, dass ich nur zu gut verstehe. Ein legitimes Ziel, das einige Vorarbeit
sowie ein umsichtiges, „nachhaltiges" Herangehen erfordert.

Patientenziel Nummer 2: gut und lang leben

Hier unterscheiden sich Menschen mit Diabetes nicht von ihren Zeitgenossen mit
normalem Blutzucker (oder auch anderen Krankheiten). Die meisten von uns möchten nicht nur gerne recht lang leben, sondern auch möglichst gut, am besten geistig
und körperlich fit und aktiv. Die Chancen hierzu stehen heute besser denn je. Zum
einen sehen wir eine kontinuierliche Zunahme der Lebenserwartung, jedenfalls in der
sogenannten westlichen Welt, in der dieses Buch entstanden ist. Das deutet darauf
hin, dass wir alle einem längeren Leben entgegensehen. Dazu kommt, dass sich die
Behandlung des Diabetes in den letzten 10 bis 15 Jahren dramatisch gut entwickelt
und Fortschritte mit sich gebracht hat, die nicht nur die Lebenserwartung der Betroffenen verlängern, sondern auch deren Lebensqualität verbessern. Das heißt also, dass
bei Diabetes nicht nur ein langes Leben möglich ist, sondern auch ein gutes Leben.
Gut heißt hier: ein weitgehend aktives Leben, geistig und körperlich. Ein Diabetes
ohne funktionelle Einschränkungen der lebenswichtigen Organe Augen, Nieren, Herz,
Gehirn. Ein Leben, in dem der Mensch älter wird und in Gesundheit altert, das ist das
Ziel. Ein Leben, das mit dem eines Menschen vergleichbar ist, der ohne erhöhten Blutzucker, ohne Diabetes durchs Leben schreitet.

Patientenziel Nummer 3:
kontinuierliche Betreuung durch ein kompetentes Team

Diabetes ist eine Sache, die immer da ist, für den/die Betroffene/n immer präsent ist.
Eine Angelegenheit, die eine Geschichte hat, eine Vergangenheit und eine Zukunft, die
sich über die Jahre (weiter-)entwickelt. Eine ganz persönliche, einmalige Geschichte,
die jede/r Patient/in über die Zeit selbst schreibt. Eine Geschichte mit Ecken und Kanten, Höhen und Tiefen, mit Details zur Person, zur Familie und zum gesamten Umfeld
der Betroffenen. Auch etwas sehr Privates, Persönliches, gar Intimes. Eine Geschichte,
die zu einer Story wird, zu einer sehr persönlichen und einzigartigen Erzählung. Diese
Geschichte will erzählt werden, aber nicht zu oft. Diese Geschichte soll geteilt werden,
auch mit der Medizin, mit dem Diabetesbetreuungsteam, aber nicht zu oft. Deshalb
ist die kontinuierliche Betreuung durch ein kompetentes Team eine wichtige Grundlage, um die gesteckten Ziele zu erreichen, vielleicht sogar ein wertvolles Behandlungsziel an sich. Eine kontinuierliche Betreuung ermöglicht das möglichst lückenlose
Erfassen und Bereithalten wichtiger medizinischer und persönlicher Informationen.
Dies schafft Bekanntheit und Vertrautheit – und im guten Fall auch Vertrauen. Betroffe-
fene dürfen rasche Hilfe erwarten, in persönlichen Angelegenheiten oder etwa auch
in technischen Belangen. „Hilfe, meine Pumpe streikt."

Was Sie (vorab) tun können	Kommentar
Blutzuckeraufzeichnungen (Tagebuch) mitnehmen	Die Werte helfen Ihrem Team, inklusive Arzt/Ärztin, die Behandlung anzupassen (insbesondere bei Insulin).
Blutzuckeraufzeichnungen (bzw. CGM-Protokolle) verfügbar machen (Online-Zugang herstellen, Pdf per E-Mail schicken oder Hardcopy mitbringen)	Glukosesensoren (CGM) generieren eine Fülle von Daten, die es für eine effektive und sinnvolle Interpretation verfügbar zu machen gilt.
Aktuelle Befunde/Blutbefunde mitnehmen	Sie bieten dem Team einen Überblick über etwaige Begleiterkrankungen (z.B. die Nierenfunktion).
Medikamentenliste aktualisieren	Jeder Patient/jede Patientin sollte die aktuelle Medikamentenliste immer bei sich führen, sie dient der Vermeidung von Irrtümern, Doppelverschreibungen, Wechselwirkungen etc..
Fragen vorab überlegen und am besten aufschreiben	Damit während der Visite alle Fragen besprochen werden und nichts vergessen wird.
Überlegen, was besprochen werden soll	Die Möglichkeit nützen, Themen anzusprechen, die für Sie wichtig sind (und vom Team bzw. Arzt/Ärztin vielleicht nicht spontan angesprochen werden).

Was Sie (während der Visite) tun können	Kommentar
Nachfragen	Eine Arztvisite ist oft mit Aufregung verbunden, oft werden sehr viele Dinge besprochen. Nachfragen hilft auch dem Arzt/der Ärztin, weil er/sie so erkennt, wie das Besprochene aufgenommen wird und wo eventuell nochmal nachgeschärft werden muss.
Notizen machen	Es werden sehr viele Dinge besprochen. Indem Sie Notizen machen, können Sie wesentliche Inhalte auch nach der Visite in Ruhe nachlesen und sich besser daran erinnern.
Stellen Sie sicher, dass Sie alles verstanden haben (und auch Ihr Arzt/Ihre Ärztin)	Gegenseitiges Verständnis liegt in der Verantwortung des Patienten/der Patientin und des Arztes/der Ärztin. Oftmaliges Nachfragen hilft, Klarheit über das Gesagte zu schaffen. Und auch darüber, was erwartet wird (etwa nächste Schritte).

„Hilfe, meine Blutzuckerstreifen sind abgelaufen." „Hilfe, mein Insulin-Pen ist verschwunden." Das kompetente Team hilft.

Jeder Kontakt mit Mitgliedern des Diabetesteams ist eine Gelegenheit, den Behandlungsplan gemeinsam Revue passieren zu lassen, Ziele zu diskutieren und anzupassen, nicht mehr aktuelle Ziele zu streichen und etwaige neue Ziele hinzuzufügen. Die Visite ist aber auch eine Möglichkeit, Fragen zu stellen. Eine gute Vorbereitung hilft Ihnen und Ihrem Betreuungsteam dabei (siehe Tabelle auf der Seite zuvor).

Die Ziele der Ärztinnen und Ärzte

Wenn mir in der Praxis ein Patient bzw. eine Patientin gegenübersitzt, dann läuft in meinem Kopf ein Programm ab, das nach Kapiteln (Krankheiten) geordnet ist. Dieser Prozess ist unwillkürlich und unterliegt nur zum Teil meiner Kontrolle. Ich darf dann meine Gedanken nicht zu weit abschweifen lassen ...

„Ich könnte noch diese und jene Untersuchung veranlassen, wie hoch ist eigentlich der Blutzucker, da könnte ich doch dieses Medikament verschreiben ..."

„Wie bitte, was haben Sie gesagt?"

Schnell unterbreche ich meine abschweifenden Gedanken wieder. Also mache ich mich wieder mit aller Energie ans aktive Zuhören. Und schon schweifen die Gedanken wieder. Schnell gebe ich „Diabetes" als Stichwort in meine ganz persönliche Suchmaschine ein, dann „Therapieziel" und erhalte folgenden Output, den ich dann auch gleich ins Gespräch einflechten kann.

Ziel Nummer 1: Der Zucker muss runter!

Diabetes heißt in erster Linie hoher Blutzucker. Das erste Therapieziel ist daher immer, den Blutzucker zu regulieren. Ein hoher Blutzucker macht Beschwerden. Dazu gehören etwa Müdigkeit, Harndrang, Gewichtsverlust. Und natürlich richtet der Blutzucker langfristig Schaden an. Je nach Höhe des aktuellen Blutzuckers lege ich ein Therapieziel fest, das zum einen ein konkretes Blutzuckerziel zum Inhalt hat (etwa einen HbA_{1c}-Wert), zum anderen eine zeitliche Vorgabe.

„Innerhalb eines Monates sollte der HbA_{1c} auf 8 % gesunken sein", lautet dann eine mögliche Anweisung. In jedem Fall sollte Beschwerdefreiheit oder jedenfalls eine deutliche Besserung etwaiger Beschwerden (etwa ein erhöhtes Durstgefühl oder eine ausgeprägte Müdigkeit und Abgeschlagenheit) in kurzer Zeit, das heißt innerhalb weniger Tage, das Ziel der Akutbehandlung sein.

Der Blutzucker kann auch im Rahmen akuter Krankheiten (Lungenentzündung, Herzinfarkt) oder Operationen in die Höhe gehen – oft wird dann von Blutzuckerentgleisung gesprochen. Dann springt der Zug aus den Schienen, was jedenfalls eine Situation ist, die ein rasches Eingreifen erfordert.

Der Zucker muss aber auch runter, wenn keine „Entgleisung" vorliegt, und auch ohne Beschwerden, also auch dann, wenn der hohe Zucker für Betroffene gar nicht spürbar ist. Denn auch die chronische Blutzuckererhöhung kann auf Dauer Schaden anrichten.

Ziel Nummer 2: das Gefäßrisiko minimieren

Die langfristige Behandlung des hohen Blutzuckers ist genau genommen keine Behandlung (in einem engeren Sinne), sondern Vorbeugung (Prävention). Es ist also nicht so, dass der/die Patientin zu mir kommt etwa mit der Bitte: „Herr Doktor, hier oder hier zwickt und zwackt es, dies oder das funktioniert nicht so." Dann ist eine Behandlung fällig, etwa zur Beseitigung von Schmerzen. Prävention bedeutet hingegen, dass eine therapeutische Handlung gesetzt wird, bevor ein Leiden überhaupt auftritt. Wer seinen Blutzucker gut im Griff hat, ist also einen Schritt voraus, indem er/sie es gar nicht so weit kommen lässt, dass der Blutzucker zu einem klinischen Problem führt. Zu einem Problem, das Betroffene unweigerlich zur Ärztin, zum Arzt führt; etwa ein Herzinfarkt, taube Beine oder Potenzstörungen. Dazu soll es nicht kommen, deshalb setzt die Behandlung bereits dann ein, wenn „nur" der Blutzucker hoch ist, lange vor dem Auftreten von Beschwerden. Prävention heißt also, wir tun etwas, was zunächst und auf den ersten Blick nicht unbedingt notwendig scheint. Dennoch lohnt es sich, das wissen wir aus den vielen Studien zum Verlauf des Diabetes und natürlich aus der klinischen Erfahrung. Den Nutzen der präventiven Maßnahmen (das liegt in der Natur der Sache) erfahren die Betroffenen erst in der Zukunft, in fünf Jahren oder auch erst in 20 Jahren. Diese Investition (Anstrengung) zu einem Zeitpunkt, zu dem der Nutzen der Investition (Anstrengung) nicht gleich und unmittelbar spürbar ist, fällt Menschen, die (noch) keine Beschwerden haben, oft schwer. Denn das, was zu tun ist, ist in der Regel eben mit Anstrengung verbunden, oft auch mit Verzicht, etwa wenn es darum geht, lieb gewonnene Gewohnheiten zu hinterfragen und zu ändern (Stichwort: Lebensstil). Prävention stellt also Betroffene vor die Herausforderung, eine Folgekrankheit verhindern zu wollen, die aber nur vom Hörensagen bekannt ist – oder, wortreich dargestellt, anhand nicht selten drohend anmutender Prognosen behandelnder Ärztinnen und Ärzte. Was genau passieren wird und wann, kann aber niemand voraussagen.

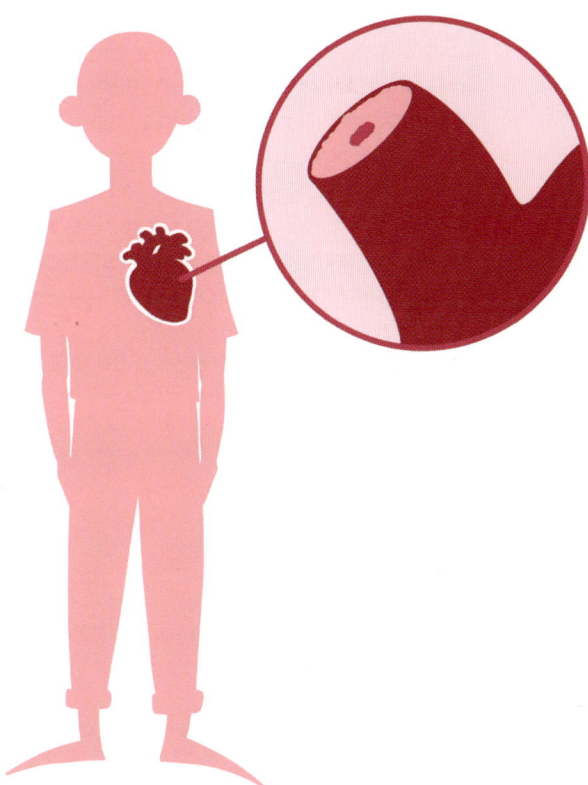

Ein wichtiges Therapieziel:
Das Herz und die Blutgefäße schützen

Diese Botschaft den Patientinnen und Patienten leicht verständlich, glaubwürdig und nachvollziehbar zu vermitteln, gehört zu den schwierigen Aufgaben in der Diabetologie.

„Herr Doktor, mein Blutzucker ist doch seit Jahren hoch, das sagen zumindest die Ärzte. Aber mir ist doch nichts passiert. Warum soll ich denn jetzt plötzlich was ändern?", höre ich dann manchmal. Da gilt es, die richtigen Worte zu finden. Fest steht auch: Alles was in Zukunft passiert, morgen, übermorgen und schon gar in fünf oder zehn Jahren, passiert einem Menschen, der dann fünf bis zehn Jahre älter sein wird. Dessen Organe von der Haut bis zum Gehirn dann eben auch schon fünf oder zehn Jahre älter sein werden. Ebenso die Blutgefäße, die der besonderen Pflege bedürfen.

Die Blutgefäße versorgen alle Organe mit Blut und damit mit Treibstoff, mit Energie, mit Sauerstoff, mit allen Stoffen, die der menschliche Körper braucht, um die zugedachten Funktionen zu erfüllen. Blutgefäße sind elastische Schläuche, die mit einer sehr delikaten Innenwand ausgekleidet sind. Diese Innenwände werden allem ausgesetzt, was mit dem Blutstrom angeschwemmt wird: Fette, Zucker, aber auch Giftstoffe wie Alkohol oder Nikotin. Und zwar ununterbrochen. Diese Stoffe hinterlassen dann Spuren, kleine Kratzer zuerst, dann größere. Die Gefäßwand vernarbt, legt Fettdepots an, verkalkt schließlich. Genau das wollen wir verhindern. Eben durch präventive Maßnahmen. Diese Prozesse der Alterung und Verkalkung, die unweigerlich zur Krankheit führen (etwa Herzinfarkt oder Schlaganfall), gilt es möglichst lange hinauszuzögern. Zuerst heißt es, die Übeltäter zu überführen, nämlich die Faktoren, die die Gefäßwände attackieren (siehe Tabelle).

Faktoren, die die Blutgefäße angreifen

Übeltäter	Maßnahme
Nikotin	Rauchstopp
Hoher Blutdruck	Lebensstil (Alkohol meiden, Bewegung), dann Medikamente
Hohe Blutfette	Lebensstil (Ernährung), dann Medikamente
Diabetes	Lebensstil (Ernährung, Bewegung), dann Medikamente
Übergewicht	Lebensstil (Ernährung, Bewegung)

Therapieziele

Durch Maßnahmen des Lebensstils lässt sich schon sehr viel erreichen. Und zwar über die gesamte Bandbreite der sogenannten „kardiovaskulären Risikofaktoren". Ein gesunder Lebensstil, gewürzt mit den richtigen Medikamenten, und fertig ist der Cocktail Marke „Gefäßschutz". Ein Gemisch, das vielleicht hier und dort eine bittere Note erkennen lässt (Verzicht im Zuge der Lebensstiloptimierung), zu guter Letzt aber bis ins hohe Alter hinein wirksam ist, zum Schutz der lebenswichtigen Blutgefäße und zur Prävention schwerwiegender Krankheiten (wie etwa Herzinfarkt oder Schlaganfall).

Ziel Nummer 3: die Organe schützen

Wer durch Maßnahmen der Prävention die Blutgefäße schützt, ist schon einen guten Weg gegangen und ein schönes Stück dem Ziel näher (etwa länger und besser zu leben). Der menschliche Körper funktioniert am besten, wenn die Organe im Gleichklang arbeiten – wie das erwähnte Orchester, das eine wohlklingende, harmonische Melodie spielt. Bei Diabetes sind einige Organe allerdings ganz speziellen Gefahren ausgesetzt. Das Herz, die Nieren, die Leber, die Nerven, die Augen. Ein Schutz dieser Organe gelingt einerseits durch eine Optimierung der Blutzuckereinstellung. Andererseits wissen wir heute um die Wirksamkeit zusätzlicher Maßnahmen. Wieder ist es die ganze und üppige Palette, die wir bereits als „Lebensstil" kennen. Darüber hinaus gibt es Medikamente, die eine Wirkung versprechen, die über die reine Blutzuckersenkung hinausgeht. Große Studien haben für einige Substanzen eine herz- und organschützende Wirkung erkennen lassen. Dies gilt etwa für die Gruppe der SGLT-2-Hemmer oder die Gruppe der GLP-1-Rezeptoragonisten. Die günstigen Wirkungen dieser Medikamente lassen wir gerne unseren Patientinnen und Patienten zugute kommen. Behandlungsziele gibt es also viele. Für die allermeisten Patientinnen und Patienten wird ein gutes und langes Leben ein wertvolles Behandlungsziel darstellen. Und zumeist herrscht auch Einigkeit darüber, dass der Blutzucker runter muss. Im besten Falle stimmen die Ideen der Ärzteschaft mit den Bedürfnissen der Patientinnen und Patienten gut überein, was in der Praxis sehr oft auch der Fall ist.

Behandlungsziele in besonderen Fällen

Therapieziele bei Typ-1-Diabetes

Bei Typ-1-Diabetes sind die Behandlungsziele generell komplexer (wie so vieles bei Typ-1-Diabetes) und breiter gefächert. Die oben genannten Ziele sind generell auch für diese Patientinnen und Patienten von Relevanz, zusätzlich möchte ich für diese Gruppe von Patientinnen und Patienten drei weitere Aspekte hervorheben, die ich in der Folge als Fragen formulieren möchte.

Frage 1:

Wie groß ist der persönliche Aufwand, der (zur Zeit) möglich und sinnvoll ist?
„Herr Jung, wie viel Zeit und Energie haben Sie derzeit, um den Blutzucker zu verbessern?" Oder auch: „Frau Neu, um die derzeitige Blutzuckersituation zu verbessern,

wird es erforderlich sein, mehr Zeit und Energie hineinzustecken, zu investieren." Da die Behandlung des Typ-1-Diabetes sehr aufwändig ist, gilt es, zunächst die nötige Zeit im Alltag, die mentale Energie und oft auch das Verständnis, etwa im familiären Umfeld, sicherzustellen. Die Zeit, um alle Prozesse auch wirklich umzusetzen (z.B. Bolusinsulin regelrecht und punktgenau zu den Mahlzeiten oder als Korrekturinsulin zu verabreichen), die mentale Energie aufzubringen (und eine gewisse Disziplin), um den täglichen und ständigen Anforderungen des Diabetes auch im familiären (oder beruflichen) Umfeld gerecht zu werden. Wie gelingt es dem Behandlungsteam, möglichst gut auf die jeweilige Lebenssituation des/der Betroffenen Bezug zu nehmen, also beruflich, persönlich und familiär?

Die Anforderungen sind oft überwältigend. Insbesondere in Lebensphasen, die Veränderungen mit sich bringen. Beim Heranwachsen von Jugendlichen ins Erwachsenenalter, bei der Partnerwahl, bei der Berufswahl, bei einem Wechsel derselbigen, in bestimmten Alterungsprozessen, Elternschaft und in vielen anderen Situationen, die schon für uns alle, die wir nicht von Diabetes betroffen sind, schwierig sein können. Erst recht aber für Betroffene, sodass es oft einmal gilt, gute Kompromisse zu finden, anstatt andauernd nur nach den Sternen zu greifen. Das ist nur zu verständlich und es ist die Aufgabe des Diabetesteams, auf diese Lebenssituationen einzugehen und den/die Betroffenen durch diese Phasen zu begleiten, unter ständiger Anpassung der Behandlungsziele.

Frage 2:
Späte Komplikationen oder Unterzuckerungen – woher droht (mehr) Gefahr?

In der Behandlung insbesondere des Typ-1-Diabetes, der ja nicht selten eine jahrzehntelange Krankheitsdauer nach sich zieht, drohen zwei Gefahren. „Frau Schnell, bitte kommen Sie zurück in die Mitte der Straße. Sie sind jetzt ein wenig weit nach rechts gerutscht." Als Mitte der Straße bezeichne ich gerne den sicheren, den „grünen" Bereich, der den Patienten bzw. die Patientin aus der Gefahrenzone hält – um einerseits nicht durch zu hohe Blutzuckerwerte auf lange Sicht Komplikationen zu riskieren, oder aber um durch zu niedrige Blutzuckerwerte die mitunter gefährlichen Unterzuckerungen. An diesem unteren Ende des Spektrums (bei niedrigem Blutzucker) droht, insbesondere bei langer Krankheitsdauer, das Phänomen der gestörten Hypowahrnehmung. Dabei gelingt es dem/der Betroffenen nicht (mehr), eine Unterzuckerung als solche wahrzunehmen und adäquat zu reagieren. Glücklicherweise haben wir heute anhand entsprechender CGM-Systeme (mit Warnfunktion) eine sehr wirksame Technologie zur Verfügung, um die gefürchteten schweren Unterzuckerungen (insbesondere solche, die auf einer gestörten Wahrnehmung beruhen) hintanzuhalten.

Therapieziele

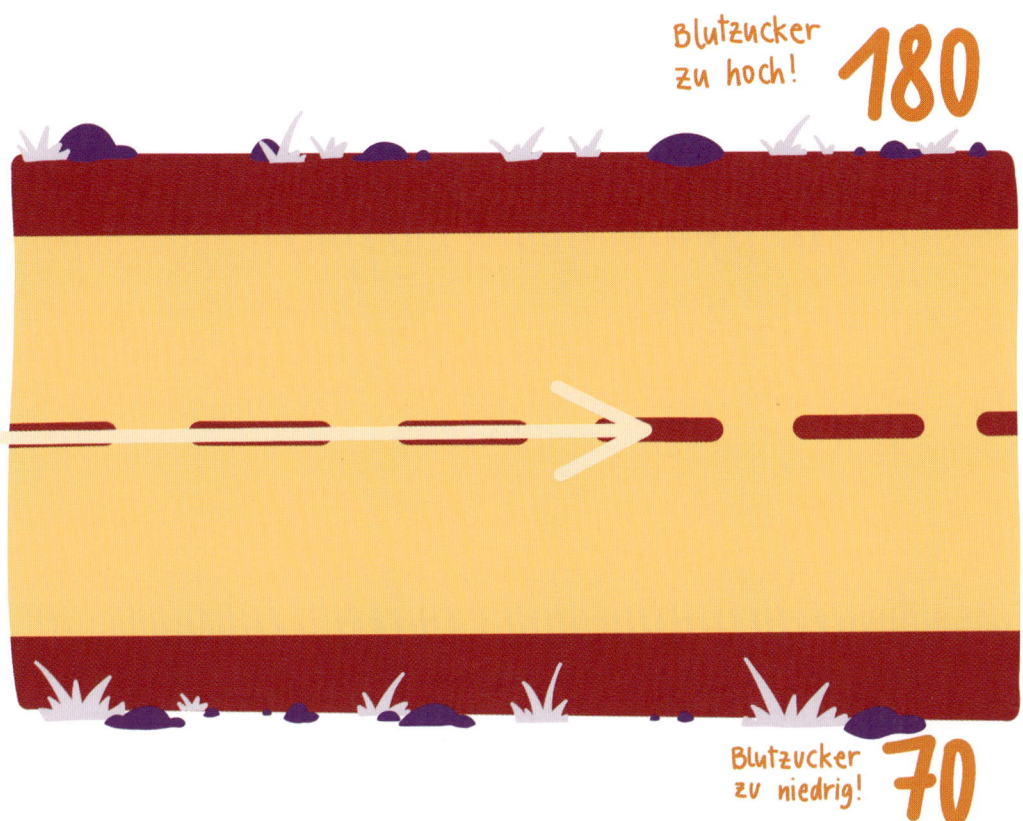

Am anderen Ende des Spektrums (am anderen Rand der Straße) droht die Hyperglyk-ämie (hoher Blutzucker), die das Risiko von Komplikationen nach sich zieht. Das Be-handlungsziel wird – wiederum individuell – zwischen diesen beiden Polen festgesetzt, mit dem Ziel, in der sicheren Mitte der Straße zu verbleiben (Anmerkung: in meiner Metapher ist es ist eine Einbahnstraße) und nicht in den Graben zu geraten.

Frage 3:
Was ist die beste individuelle Therapie (inklusive Technologien)?
Nach Klärung der ersten beiden grundsätzlichen Fragen geht es jetzt zur Tat. Gut, ich bin bereit zu investieren, aber was kann ich nun konkret und sinnvollerweise tun? Und

was, wenn es dann trotzdem nicht gut genug, zu wenig ist, nicht zu den angestrebten Zielen führt? Zum Beispiel, indem der HbA_{1c} nicht sinkt. Oder immer noch Unterzuckerungen auftreten. „Ich stecke schon so viel Energie hinein, Herr Doktor, und trotzdem geht nichts weiter. Ich bin schon ganz verzweifelt." Vieles, was in diesem Buch geschrieben wird, gilt für den Typ-1-Diabetes auf sehr zugespitzte Art und Weise. Alle Herausforderungen, Schwierigkeiten und Hürden treten zu Tage, erbarmungslos richtet sich das allerhellste Licht auf alle Schwachstellen und auf noch so kleine Ungenauigkeiten (etwa bei Blutzuckerverläufen nach der Mahlzeit). Was ist nun die beste Therapie? Oder anders gefragt: Welches ist das am besten geeignete Insulin, welches ist die beste Technologie, um die vereinbarten Therapieziele möglichst gut zu erreichen? Welches Insulin, welcher Sensor, braucht es eine Pumpe? Fragen, die im Dialog mit dem Diabetesteam beantwortet werden. Fragen, die sich im Laufe eines Lebens mit Diabetes wieder und wieder stellen und die auch fortgesetzt einer guten Antwort bedürfen. Mehr dazu in Kapitel 7.

Therapieziele bei Schwangerschaftsdiabetes

Besteht der Diabetes bereits vor der Schwangerschaft, ist eine Planung der Schwangerschaft wichtig, um bereits bei Konzeption (Empfängnis) eine möglichst optimale Blutzuckereinstellung sicherzustellen. Eine recht straffe, möglichst normoglykämische Blutzuckereinstellung hilft, die erste Phase der Kindesentwicklung zu optimieren.

In den ersten drei Monaten der Schwangerschaft werden die Organe des Kindes angelegt. Diese Phase kann durch hohe mütterliche Blutzuckerwerte gestört werden, mit möglichen Auswirkungen auf die Organentwicklung. Sprechen Sie bitte frühzeitig und auf jeden Fall in Vorbereitung einer Schwangerschaft mit Ihrem Arzt/Ihrer Ärztin, am besten mit Ihrem Frauenarzt/Ihrer Frauenärztin und auch mit Ihrem Diabetologen bzw. Ihrer Diabetologin. In den weiteren Phasen der Schwangerschaft wirkt der mütterliche Blutzucker dann auf das Wachstum des Kindes und dessen Organe. Auch diese Schwangerschaftsphasen profitieren von einem Blutzucker, der sich möglichst nahe an den Werten von nicht diabetischen Frauen orientiert. Eine möglichst ungestörte, optimale Kindesentwicklung ist demnach das wichtigste Behandlungsziel auch beim klassischen „Schwangerschaftsdiabetes" (genannt „Gestationsdiabetes"), der wesentlich häufiger ist und typischerweise erst in der 24. bis 28. Schwangerschaftswoche festgestellt wird. In dieser Phase der Schwangerschaft ist die entsprechende Diagnostik (oraler Glukosetoleranztest; oGTT) auch im Mutter-Kind-Pass vorgeschrieben.

Therapieziele bei Diabetes im Alter

Behandlungsziele bedürfen der ständigen Anpassung und die der Zielsetzung zugrunde liegenden Kriterien einer fortgesetzten Beurteilung. Eines der Kriterien ist das Lebensalter, das sich unweigerlich verändert, was auch immer wieder eine Anpassung des Behandlungszieles notwendig macht. Im Idealfall erfolgt die Anpassung kontinuierlich.

„Aber Herr Doktor, damals ist mir gesagt worden, der HbA$_{1c}$ müsse unter 6,5 % liegen", höre ich dann mitunter als Antwort auf meinen Einwand, die Intensität der Therapie doch etwas zu entspannen (etwa die Insulindosis oder die Häufigkeit der Insulininjektionen zu reduzieren). Vor allem für Patientinnen und Patienten, die schon sehr lange mit Diabetes leben (z.B. wenn der Diabetes schon im Kindes- oder Jugendalter aufgetreten ist), ist es oft schwer zu verstehen, dass etwas, was sich bislang so gut bewährt hat, nun anders zu betrachten ist. Generell setzen wir nach heutigem Wissen die Blutzuckerziele im höheren Lebensalter anders an als im jüngeren Alter. In dieser Altersgruppe gelten ganz besonders auch die Kriterien, die über die reine Blutzuckerkontrolle hinausgehen, wie etwa die Lebensqualität. Wir können dann die Blutzuckereinstellung etwas entspannter betrachten und ein gutes Leben im Hier und Jetzt ganz in den Vordergrund stellen (und weniger die Prävention möglicher Ereignisse in einer allzu fernen Zukunft). Dazu gehört auch eine möglichst einfache und unter häuslichen Bedingungen möglichst gut praktikable Therapie. Dabei heißt es, strikt die möglichen Nebenwirkungen (etwa Unterzuckerungen) und die Wechselwirkung mit anderen Arzneimitteln zu beachten.

Bitte merken:
1. Finden Sie Ihr ganz persönliches Behandlungsziel.
2. Behalten Sie das Ziel immer im Auge.
3. Scheuen Sie sich nicht, das Behandlungsziel immer wieder anzusprechen und – wenn nötig – anzupassen.

TEIL 2
Zucker runter – aber wie?

Kapitel 4
Gewohnheitstier und Schweinehund

Der Diabetes verlangt Aufmerksamkeit, nicht selten wird er sogar zum „full time job", rund um die Uhr gilt es, das eine oder das andere zu beachten. In jeder Lebenssituation muss man bereit sein, Schwierigkeiten zu erkennen und rechtzeitig gegenzusteuern. Deshalb fordern wir Ärztinnen und Ärzte oft von unseren Patientinnen und Patienten ein hohes Maß an Eigenverantwortung. Die „Medaille" Eigenverantwortung hat dabei immer zwei Seiten:

Eine beschwerliche, weil die Herausforderungen und Hürden im Alltag ständig präsent sind und sich auch nicht einfach „wegwischen" lassen. Der Diabetes hält Betroffene ständig auf Trab, in einem fort wird etwas abverlangt, sei es eine Blutzuckermessung, sei es eine Insulininjektion, sei es die Absolvierung einer Bewegungseinheit. All das ist mit Aufwand verbunden, und so kostet der Diabetes Zeit, Energie, Disziplin, Willenskraft, ja auch Gewissenhaftigkeit und Selbstkontrolle – oft auch Extrageld.

Auf der anderen Seite der Medaille bietet die Eigenverantwortung aber auch die Chance, das „Projekt" Diabetes in die eigenen Hände zu nehmen. Und somit aktiv beitragen zu können zum Lauf der Dinge, zum Verlauf des Diabetes. Auch das erfordert Energie, bietet aber vielfältige Möglichkeiten, ganz individuelle Lösungen zu erarbeiten und dann auch umzusetzen. Umso schöner sind dann die Erfolge, wenn etwas gelingt, was dem eigenen Zutun zu verdanken ist. „Ah jetzt verstehe ich, Frau Gut, Sie sind heute bei mir, um sich ein dickes Lob abzuholen?", ist dann eine Frage, die ich dann gerne etwas scherzhaft in den Raum stelle, wenn mir die Patientin mit einigem Stolz und einem recht breiten Grinsen den aktuellen Laborbefund über den Tisch reicht. „Fantastisch, Frau Gut, ich gratuliere Ihnen, sehen Sie, der HbA$_{1c}$ hat sich dramatisch verbessert, und diesen Erfolg dürfen Sie getrost sich selbst zuschreiben."

Lebensstil mit Stil

„Was kann ich beitragen?" Eine Antwort auf diese Frage beginnt immer mit dem Hinweis auf die grundlegende Bedeutung des Lebensstils, egal, von welchem Diabetestyp wir auch sprechen. Hier beginnt die Eigenverantwortung und hier entfaltet sie ihre maximale Wirkung. Und dies nicht nur bei Diabetes, sondern bei sehr vielen anderen Krankheiten.
„Herr Flott, jeder Schritt, den Sie extra gehen, jede Bewegungseinheit, die Sie ganz bewusst abwickeln, hilft Ihnen, und zwar in vielen verschiedenen Bereichen Ihrer Gesundheit. Bewegung ist gut für Ihren Diabetes, aber nicht nur das, sie hilft auch bei vielen anderen Erkrankungen, insbesondere in der Vorbeugung, etwa bei Gefäßverkalkung, bei Herzkrankheiten, bei Knochenschwund, sogar bei Alzheimer, bei Demenz und Depressionen. Kein Medikament schafft das, bei weitem nicht."

E wie (gesunde) Ernährung

Wer Literatur zum Thema Diabetes sucht, findet in erster Linie Kochbücher. Das unterstreicht den Umstand, dass die Ernährung bei Diabetes eine zentrale Rolle spielt. Falsch wäre es hingegen, den Diabetes auf die Ernährung zu reduzieren und all die anderen wichtigen Aspekte aus den Augen zu verlieren (dieses Buch soll dazu einen Beitrag leisten). Ich darf daher anregen, alle Aspekte einer guten Ernährung immer in einem großen Zusammenhang zu sehen.

Ebenso wie bei den Medikamenten, so gilt es auch hinsichtlich der Ernährung, ein genau auf die einzelne Person maßgeschneidertes Vorgehen zu formulieren. Was einem schlanken Menschen mit Typ-1-Diabetes guttut, kann falsch sein für eine übergewichtige Person mit Typ-2-Diabetes. Ungeachtet dessen gibt es einige Grundlagen der Ernährung, die universell einsetzbar sind und somit im Großen und Ganzen für Menschen mit (und auch ohne) Diabetes Gültigkeit haben. Wir sprechen daher bei Diabetes heute nicht (mehr) von Diät, sondern generell von den Grundlagen einer gesunden Ernährung. Ähnlich wie bei körperlicher Bewegung geht der Nutzen einer gesunden Ernährung weit über die Verbesserung der Blutzuckerspiegel hinaus. „Herr Doktor, welche Diät muss ich denn jetzt einhalten?", höre ich oft, wenn es um Fragen der Ernährung geht. Im eigentlichen Wortsinn (aus dem Altgriechischen, etwa bei Hippokrates) wurde mit Diät eine umfassende Lebensführung bezeichnet. Der Begriff hat sich im Sprachgebrauch gewandelt, sodass unter dem Begriff heute eine kurzfristige Änderung der Ernährung (oft mit dem Ziel der Gewichtsreduktion) gemeint ist.

„Frau Stark, Sie brauchen keine Diät, ganz und gar nicht, was Sie vielmehr brauchen, ist eine gesunde Ernährung." Diabetes ist eine chronische Krankheit, die einen langfristigen Zugang erfordert. Deshalb sind kurzfristige Änderungen der Ernährung zwar möglich, aber nur selten auch erforderlich oder gar sinnvoll. Sinnvoll hingegen ist eine Anpassung der Ernährungsgewohnheiten hin zu einer gesunden Ernährung, wobei das Ausmaß der Anpassung (und somit das Ausmaß der notwendigen Änderung) von der jeweiligen Ausgangssituation abhängt. Ähnlich dem Langzeitzucker (HbA$_{1C}$), der mitunter sehr weit weg ist vom angestrebten Ziel, kann zwischen dem tatsächlichen und dem erwünschten Ernährungsverhalten eine Riesenkluft oder eben nur ein klitzekleiner Spalt bestehen. Dementsprechend groß (oder gering) wird der Aufwand sein, und die Energie, die es zu investieren gilt, um eine Änderung des Ernährungsverhaltens auch tatsächlich zu erreichen. Die Grundlagen sind nicht schwer zu verstehen und den meisten von uns auch sehr wohl geläufig. Es sind Dinge, die wir schon mit dem „gesunden Menschenverstand" gut erschließen können. Die Crux ist jedoch, dass zwar die Regeln klar sind, nicht aber die Umsetzung. Das heißt, die meisten von uns wissen, was zu tun wäre, schaffen es aber nicht im Alltag. Das beginnt beim Zeitaufwand, der unweigerlich mit einer gesunden Ernährung verbunden ist, betrifft die

Gilt für uns alle	Mein Kommentar dazu
Ausgewogenes Verhältnis von Kohlenhydraten, Fett und Eiweiß	Das Verhältnis wird auf die Person abgestimmt, je nach Indikation (z.B. Diabetes). Ausgewogen heißt, dass eine Kostform, die eine der Komponenten vernachlässigt, nicht dauerhaft sinnvoll ist.
Vitamine und Spurenelemente	Gefahr von Mangelzuständen bei bestimmten Ernährungsformen oder Diäten
Frische Zubereitung der Speisen	Faustregel: Selbst gekocht ist besser als Fertigküche.
Kochen und Essen brauchen Zeit	Der Ernährung ausreichend Zeit widmen; das gilt für die Planung, das Einkaufen, die Zubereitung und die Mahlzeit selbst. Gute Ernährung im Schnellverfahren gelingt selten.
Umfassendes Programm, wenn Abnehmen das Ziel ist	Bei kurzfristigen Diäten (insbesondere bei fehlender Analyse und Planung) besteht die Gefahr des Jo-Jo-Effekts.
Ernährung ist alles, was der Verdauung zugeführt wird (und damit dem Organismus als Energie zur Verfügung steht)	Gefahr der „Überernährung" durch Zufuhr „unnötiger" Energie z.B. durch Essen nebenbei (Multitasking), Snacks, Naschen etc. oder bestimmte Getränke (zB zuckerhältiges Soda, Alkohol).

Rolle der Ernährung im sozialen Umfeld, den Aspekt des Genusses beim Essen und endet mitunter ganz banal bei der Bequemlichkeit.

Macht Brot dick?
Auch so ein Mythos. Wie bei jedem energiereichen Nahrungsmittel, gilt natürlich auch hier: Die Dosis macht das Gift. Wer zu viel Brot isst, wird dick, ja. Und dick wird vor allem, wer das falsche Brot isst.

„Herr Stark, wenn Sie Ihren Griller anzünden, welchen Brennstoff verwenden Sie?" Manche grillen mit Gas, meistens lautet die Antwort aber: „Holzkohle". Niemand käme auf die Idee, über längere Zeit ein Feuer mit Papier am Brennen und Glühen zu halten. Verschiedene Brennstoffe stehen für diesen Zweck zur Verfügung, vergleichbar der Energie, die in Form von Kohlenhydraten verfügbar ist, etwa als unterschiedliche Brotsorten. Brote mit hohem Anteil an Weißmehl geben rasch Energie, die aber schnell wieder verpufft. Bei uns allen (ob mit oder ohne Diabetes) ist dann ein rascher Insulinausstoß die Folge. Das ist selten günstig. Ohne Diabetes wird die Bauchspeicheldrüse einer (unnötigen) Belastung ausgesetzt, mit Diabetes steigt der Zucker rasch, da kann die Bauchspeicheldrüse nicht ausreichend rasch und intensiv reagieren. Deutlich günstiger sind daher Brotsorten, die Vollkornmehl enthalten oder aus Sauerteig hergestellt werden. Deshalb verwendet auch der erfahrene Grillmeister lieber hochwertige Holzkohle statt Papier oder Pappe.

(Gut) Essen lernen

Ich empfehle, Essen und alles drumherum als besondere Fertigkeit zu betrachten. Jede/r von uns versteht etwas vom Essen, und zwar auf natürliche, gleichsam spontane Art und Weise. Ja natürlich, jede/r von uns war schon einkaufen, hat schon gekocht, also Nahrung eigenständig zubereitet und – vor allem anderen – jede/r von uns hat schon unzählige Male Mahlzeiten zu sich genommen, gehört Essen doch zum Leben. Und damit sind wir doch geboren, wir wissen instinktiv, was uns guttut, und das tun wir dann auch.

Stimmt das wirklich? Das alles mag in der Theorie wohl stimmen, aber mit der ersten Kalorie, die wir zu uns nehmen (mit der Muttermilch, da ist die Welt noch in Ordnung), beginnt ein lebenslanger Lern- und Erfahrungsprozess. Die Diagnose Diabetes ist ein guter Moment, sich der Fertigkeit „Essen" zuzuwenden.

„Herr Lerner, wie viel Zeit haben Sie aufgewendet, um Fußballspielen zu lernen?" Oder Klavier zu spielen, einen Tisch zu zimmern, ein Programm für den Computer zu schreiben? Wie viel Zeit und Energie mag es wohl kosten, Stürmer zu werden in der Fußballliga, oder Konzertpianist, Meistertischler oder IT-Experte? Was braucht es, um zum Experten zu werden, in der Theorie und in der Praxis? Lernen Sie alles, auch im weitesten Sinne, und was es zum Thema „Essen" zu erlernen gibt, sollte man am besten von der Pike auf beigebracht bekommen. Ein Kochbuch zu kaufen, ist zu wenig! „Ich kann nicht kochen", höre ich oft. Oder: „Dafür habe ich doch keine Zeit." (Wobei hier schon leichte Empörung durchklingt.) Es lohnt sich aber, kochen zu erlernen (siehe Tabelle). Werden Sie Experte/in für den Inhalt unserer Nahrungsmittel. Lernen Sie, welche Tricks die Supermärkte anwenden, um Sie in Regionen zu führen, die zwar den meisten Gewinn für den Laden abwerfen, aber mitunter nicht Ihren wahren (Einkaufs-)Absichten entsprechen. Lernen Sie kochen. Und finden Sie heraus, wie sich eine Mahlzeit zubereiten lässt, die nicht nur Ihre Sinne anspricht, also gut riecht, gut aussieht, gut schmeckt, sondern auch Ihrer Gesundheit (Ihrem Diabetes) gut tut. Was Sie dazu brauchen? Die gute Absicht. Und Zeit, Geduld und Ausdauer. Und: Es fällt kein Meister vom Himmel. Beginnen Sie am besten heute, und mit kleinen Schritten.

Wenn Sie selbst kochen, dann...
... wissen Sie, was im Essen drin ist.
... schmeckt es besser.
... produzieren Sie weniger Lebensmittelabfälle.
... sparen Sie Geld.
... können Sie die Inhalte selbst bestimmen.
... können Sie den Verlauf von Krankheiten günstig beeinflussen (z.B. Diabetes, aber auch vieles andere).
... sind Sie ein gutes Beispiel für Angehörige (Kinder, Enkelkinder), Freunde usw.

Diäten – Wahn oder Wunder?

Doch lieber Diät halten? Im Prinzip nein, dennoch möchte ich einige Ausnahmen, die ich für sinnvoll erachte, hier anführen. Ernährungsprogramme, die über einen definierten Zeitraum umgesetzt werden, dürfen eine nachhaltige und fortgesetzt gute Ernährung allerdings nicht ersetzen (sondern lediglich ergänzen). Der Traum, rasch an Gewicht abzunehmen, ist uralt und demnach sind Angebote mit dem Versprechen, dies auch zu erreichen, allgegenwärtig. Leider gibt es aber keine „Abnehmdiät", insbesondere wenn man unter Diät eine (in der Regel zeitlich begrenzte) Umstellung der Ernährungsgewohnheiten versteht. Keine Diät wirkt Wunder, auch wenn das immer wieder suggeriert wird.

Mittelmeerdiät

Die Ernährung, die sich an den Gewohnheiten der Mittelmeerländer orientiert, ist keine Diät im eigentlichen Sinn, denn sie verbindet diätologische Grundsätze mit bestimmten Verhaltensweisen, die für eine langfristige Anwendung vorgesehen sind. Also keine Diät für ein paar Wochen oder Monate und danach ist alles wieder beim Alten. Deshalb ist die „Mittelmeerdiät" (bzw. die wesentlichen Grundlagen hierfür) auch fixer Bestandteil unserer individuellen Ernährungsberatung. Sie enthält frisches Gemüse und Obst, Nüsse, Hülsenfrüchte und Olivenöl, Vollkornprodukte und an Fleisch bevorzugt Fisch und Huhn. Frische Kräuter und Gewürze tragen dazu bei, dass die Küche nicht langweilig ist, selbst wenn die (weniger vorteilhaften) Geschmacksträger Salz und Butter nur sparsam zum Einsatz kommen.

(Intervall)-Fasten

Durch eine zyklische Nahrungszufuhr soll der Organismus Zeit finden, unerwünschte und überflüssige Nahrungsbestandteile abzubauen. Die Nahrungsaufnahme erfolgt immer nur für einen bestimmten Zeitraum (zum Beispiel innerhalb von acht Stunden im Tagesverlauf), dann wird gefastet (für die restlichen 16 Stunden). Systematische Untersuchungen (inklusive klinische Studien) haben vielversprechende Ergebnisse gezeigt. Aus meiner Erfahrung ist es allerdings schwer, das Intervallfasten über einen längeren Zeitraum durchzuführen. Jede Art des Fastens sollte zudem nur nach Beratung mit Ihrem Behandlungsteam in Angriff genommen und unter ärztlicher Observanz durchgeführt werden.

Leberfasten

Die Leber ist ein zentrales Organ in der Nutzbarmachung von Nahrung, indem Substanzen (inklusive Zucker) verarbeitet, gespeichert, freigesetzt und schließlich – über den Darm – aus dem Körper auch wieder ausgeschieden werden können. Die gut funktionierende Leber hat somit eine entscheidende Rolle im Energie- und Nährstoffhaushalt. Bei Diabetes und Störungen des Fettstoffwechsels (angezeigt etwa durch erhöhte Triglyceridwerte im Blut) gelangt allerdings nicht selten Sand ins Getriebe und es kommt zur Speicherung von überschüssiger Energie – in Form von Fett. Die Verfettung der Leber (Steatose) ist eine unerwünschte Folge. Dieser Entwicklung kann durch diätetische Maßnahmen gegengesteuert werden. Speziell zusammengestellte Mahlzeiten, die lebenswichtige Vitamine und Spurenelemente enthalten, ergänzen dabei einen zunächst deutlich kalorienreduzierten Ernährungsplan. Mitunter führt das Leberfasten nicht nur zu einer Gewichtsreduktion, sondern es können auch Medikamente (oder die Insulindosis) reduziert werden. Gerade weil sich also weitreichende Veränderungen in den Körperfunktionen einstellen können, empfehle ich, derartige Maßnahmen nur unter ärztlicher und diätologischer Aufsicht und Beratung durchzuführen. Leberfasten kann auch im Intervall durchgeführt werden (z.B. 2–3× im Jahr für wenige Wochen), was von vielen Patientinnen und Patienten aus praktischen Gründen als Vorteil empfunden wird.

Low-Carb-Diäten

Low carb bedeutet, dass der Anteil an Kohlenhydraten (zugunsten von Eiweiß und Fett) bewusst gering gehalten wird. Auch hierzu hat sich erst in jüngster Zeit ein klares Bild gezeigt. Eine kohlenhydratreduzierte Ernährung ist bei Typ-2-Diabetes und gleichzeitig bestehendem Übergewicht prinzipiell sinnvoll und sollte jedenfalls erwogen werden. Dabei wird die Menge an Kohlenhydraten im Tagesverlauf reduziert. Da aber Kohlenhydrate eine nahezu unverzichtbare Energiequelle (etwa für das Gehirn und bei körperlicher Anstrengung) darstellen, erfordert die Erstellung eines Low-Carb-Speiseplanes unbedingt eine fachkundige diätologische Beratung und Begleitung. Mittlerweile gibt es auch erste Ansätze, diese Ernährungsform für den Einsatz in Großküchen und Kantinen aufzubereiten. Eine extreme Form der Low-Carb-Ernährung ist die Paläo-Diät, die aus meiner Erfahrung allerdings nur selten konsequent über einen langen Zeitraum umgesetzt werden kann.

Vegetarisch/vegan
Ernährungsformen, die die Einschränkung tierischer Eiweiße zum Ziel haben, sind prinzipiell sinnvoll. Auch unter dem Gesichtspunkt der globalen Nachhaltigkeit (höhere CO_2-Belastung bei der Produktion tierischer Nahrungsmittel). Bei rein veganer Ernährung (vor allem, wenn sie über einen langen Zeitraum strikt durchgeführt wird) kann es allerdings zu relevanten Mangelzuständen kommen (etwa Vitamin B_{12}). Bei diesen Ernährungsformen ist daher eine kontinuierliche diätologische Begleitung besonders wichtig.

B wie Bewegung (nicht – unbedingt – Sport)
Bewegung im Zusammenhang mit Diabetes bedeutet zunächst, einen aktiven Lebensstil anzunehmen. Betrachten wir doch einmal den Menschen als biologisches System, das sich über die vielen Jahre der Menschwerdung der Aufrechterhaltung überlebenswichtiger Funktionen gewidmet hat. Nehmen wir als Beispiel die Aufrechterhaltung eines stabilen Blutzuckers; wir haben bereits (in Kapitel 1) den Beitrag der Hormone und der Organsysteme sowie deren komplexes Wechselspiel bei der Zuckerregulation und – bei entsprechender Fehlfunktion – der Entstehung des Diabetes betrachtet. Ebenso dürfen wir davon ausgehen, dass der Mensch zur Bewegung gebaut ist, was die vergleichsweise kräftig ausgebildeten Organe, das Knochensystem und die Muskulatur unzweifelhaft nahelegen. Die Erhaltung der gesunden Körperfunktion ist daher nur zu erwarten, wenn das System auch in Bewegung (im wahrsten Sinne des Wortes) gehalten wird. „Wer rastet, der rostet" heißt es dann so treffend im Volksmund. Oft geht die Unterversorgung des Bewegungsapparates mit der Entwicklung des Diabetes Hand in Hand. Es entwickelt sich ein ungünstiger Kreislauf, eine Spirale, die sich in die falsche Richtung dreht.

„Frau Eben, sehen Sie, das hat dazu geführt, dass Sie heute hier bei mir sind. Gut, dass Sie gekommen sind, denn ab heute können wir die Spirale stoppen. Dann die Spirale wieder in Bewegung setzen, aber diesmal in die entgegengesetzte Richtung." Und die Bewegung trägt wesentlich dazu bei. Ebenso wie eine gesunde Ernährung.

Welche Art von Bewegung und warum?
Kraft und Ausdauer können trainiert werden. Training heißt Bewegung, mit dem Ziel, eine körperliche Veränderung zu bewirken, etwa einen Zuwachs an Muskelmasse oder eine Verbesserung der Gewebsdurchblutung. Durch das Training soll ein körperlicher Zustand erhalten oder verbessert werden. Durch Ausdauertraining kann etwa die Durchblutung der Organe verbessert werden (zum Beispiel des Herzens oder der

Beinmuskulatur). Krafttraining hilft beim Aufbau von Muskelmasse.

„Herr Stark, Ihr Muskel ist ein Zuckerfresser. Je mehr Muskel Sie aufbauen, desto mehr Energie wird verbraucht, Energie aus dem Blut in Form von Zucker."

Das Nettoergebnis einer Zunahme an Muskelmasse? Der Blutzucker verbessert sich. Neben Ausdauer und Kraft sind auch Fähigkeiten der Koordination, der Schnelligkeit und Flexibilität wertvolle Begleiter im Leben (mit oder ohne Diabetes).

Bewegung und Übergewicht

Bewegung ist immer wichtig, bei jedem von uns. Bewegung ist aber ganz besonders wichtig, wenn es zu einem Missverhältnis in der Zusammensetzung des Körpers gekommen ist, wenn also auf Grundlage einer erblichen Veranlagung der Lebensstil (etwa eine ungünstige Ernährung und/oder eine sitzende Tätigkeit ohne Ausgleich in der Freizeit) zur Gewichtszunahme geführt hat. Übergewicht ist die Folge und ein Überwiegen des Anteils von Körperfett auf Kosten der Muskelmasse. Dann ist Bewegung unbedingt erforderlich, um den Körper wieder ins Lot zu bringen, nicht nur den Diabetes.

Der zugrundeliegende Mechanismus ist lange bekannt, es ist die Verbesserung der Insulinwirkung im Gewebe, eine Herabsetzung der Insulinresistenz. Das bedeutet, dass der Körper kleinere Mengen an Insulin benötigt, um effizient arbeiten zu können. Vor allem die Leber, die Muskeln und das Fettgewebe. Dadurch setzt sich ein günstiger Kreislauf in Bewegung.

„Frau Stark, sehen Sie, der Körper braucht Muskeln, und möglichst viel davon, denn der Muskel nimmt den Zucker aus dem Blut. Den braucht er, um zu arbeiten."

Wenn zu wenig Muskulatur vorhanden ist, wird jegliche Zufuhr von Energie (in Form von Nahrung) nicht gleich verarbeitet, sondern in die Depots gelagert, und zwar in Form von Fett. Das Missverhältnis nimmt weiter zu. Höchste Zeit, die Spirale zu unterbrechen. Eine effiziente Insulinwirkung ist aber nicht nur bei Übergewicht hilfreich. Wir wissen heute, dass ein Missverhältnis zwischen Muskelmasse und Fettgewebe (zu ungunsten der Muskulatur) auch schon bei normalgewichtigen Personen (BMI unter 25) ungünstige Auswirkungen haben kann, im Sinne eines hohen Verkalkungsrisikos für die Blutgefäße, mit den Folgen Herzinfarkt und Schlaganfall.

Ein etwaiges Missverhältnis ist in bestimmten Lebensphasen besonders stark spürbar. Etwa mit zunehmendem Lebensalter, denn die Insulinresistenz steigt mit dem Alter. Oder bei Frauen rund um die Phasen der hormonellen Umstellung, zum Beispiel in der Menopause (wo die altersbedingte Zunahme der Insulinresistenz in Kombination mit weniger Bewegung dann zur Gewichtszunahme beiträgt). Deshalb ist Bewegung für uns alle wichtig, in jedem Alter und ohne Ausnahme. Möglichst früh im Leben, damit sie auch zur Gewohnheit werden kann. Das Ziel der Bewegungstherapie ist es, Fortschritte zu erzielen in den Dimensionen Ausdauer, Kraft und Koordination. Maßnahmen zur Verbesserung der Ausdauer stärken den Kreislauf, Herz und Lungen, um den lebenswichtigen Sauerstoff gut und effizient im ganzen Körper verteilen zu können. Krafttraining stärkt die Muskulatur, diese wiederum sorgt dafür, dass Energie verbraucht und nicht (nur und im Überschuss) gespeichert wird. Die Verbesserung von Ausdauer und Kraft führt zur Verbesserung der Insulinresistenz, was zur Verbesserung der Blutzuckereinstellung deutlich beiträgt. Zu guter Letzt helfen Maßnahmen, die die Koordination verbessern, Komplikationen zu vermeiden, etwa Ungeschicklichkeiten und in der Folge Stürze und Verletzungen. Die Beweglichkeit der Körperteile erhält auch generell die Mobilität und Unabhängigkeit und letztlich auch die Selbstbestimmung, bis hinein ins Alter. All das im Dienste der Gesundheit, weit über den Diabetes hinaus. Wir wollen doch alle nicht nur länger, sondern länger und gleichzeitig gut leben.

Dimension	Was kann ich tun?	Kommentar dazu
Ausdauer	Spazierengehen, Nordic Walking, Laufen, Radfahren, Schwimmen, Tanzen	3 x Woche (oder auch öfter) Leistungsdiagnostik erwägen (Ergometrie)
Kraft	Hanteltraining, Yoga, Gymnastik, Pilates, Fitnessgeräte, Gymnastikbänder	2 x Woche (oder auch öfter) Muskelaufbau unter professioneller Anleitung erwägen (Fitnessstudio, Physiotherapie)
Koordination	Yoga, Gymnastik, Tanzen, Balancieren, Pilates, Aquagymnastik, Slack Line	So oft wie möglich Auch in den Alltag integrieren

Wo und wie beginnen?

Einen aktiven Lebensstil zu beginnen oder auch die Ernährung umzustellen, mag für manch einen wie die Bewältigung eines Marathons erscheinen. Das Sprichwort sagt, dass der erste Schritt (hier: von „inaktiv" zu „wenig aktiv") immer der schwierigste ist. Viele Wege führen nach Rom, heißt es auch; es ist also entscheidend, einmal den ersten Schritt hin zu einem aktiven Lebensstil zu gehen. Fordern Sie den inneren Schweinehund zum Duell und besiegen Sie ihn. Beginnen Sie damit, Bewegung in den Alltag zu integrieren. Unterbrechen Sie langes Sitzen (am Schreibtisch), indem Sie jede Stunde aufstehen und eine Runde gehen. Lassen Sie ab sofort den Aufzug (oder die Rolltreppe) beiseite und beginnen Sie stattdessen über die Stiege das Büro zu erreichen. Oder machen Sie es zur Gewohnheit, die kurze Runde mit dem Hund Stück für Stück auszudehnen. Schon nach kurzer Zeit kann ein schöner, ausgedehnter

Spaziergang daraus werden (der Hund darf dann auch mal – je nach Wunsch – zu Hause bleiben, wenn das Gehtempo immer höher wird).

„Ja, Herr Doktor, das weiß ich ja alles schon, ich habe auch schon so viel versucht, ich schaffe es aber einfach nicht."

Natürlich ist es recht einfach, gute Ratschläge zu geben. Und natürlich spielen die Psychologie des menschlichen Verhaltens (beginnend beim inneren Schweinehund) und die Macht der Gewohnheit hier immens wichtige Rollen. Viele Verhaltensmuster erwachsen aus der Gewohnheit, das heißt, es wurde immer so gemacht, und immer gibt es 100 (oder 1000) Gründe, um etwas nicht zu tun.

„Versuchen Sie es doch mit Radfahren", schlage ich dann gerne vor.

„Das geht nicht, weil ...", bekomme ich dann zur Antwort.

„Na gut, und wie wäre es dann mit Spazierengehen?"

„Das geht auch nicht, weil ..."

Das könnte ein guter Moment im Gespräch sein, um dem Patienten/der Patientin folgende Aufgabe zu stellen: „Sie haben mir jetzt zwei bis drei Gründe genannt, warum es nicht funktionieren kann. Gute Gründe, wie ich glaube. Trotzdem möchte ich jetzt den Spieß gerne umdrehen. Überlegen Sie bitte jetzt, warum es doch funktionieren könnte mit der Bewegung und finden Sie dafür auch nur zwei oder drei Gründe."

Ich fordere Betroffene also auf, die Medaille umzudrehen. Umdrehen müssen sie sie allerdings selbst und sie müssen auch selbst sehen können, was auf der Rückseite zu erkennen ist, wenn man sie mit anderen Augen (einer geänderten Einstellung) betrachtet. Also nicht nur die Grenzen sehen und die Hürden, sondern auch die vielen Möglichkeiten, die es zu suchen lohnt.

Im Idealfall gelingt es, die Bewegungseinheit als positive Erfahrung zu erleben. Eine gute Erfahrung führt wiederum zu höherer Motivation aus sich selbst heraus (der Schweinehund liegt in der Ecke und döst vor sich hin), schon steht die nächste Einheit auf dem Programm und wieder fühle ich mich wohl und genieße die angenehm warme Dusche nach der Anstrengung. Das Ziel ist es, einen Erfolgszyklus zu beginnen, der – mit kleinen Schritten – wie eine Spirale wegführt vom gefährlichen Abgrund hin zu einem gesunden Lebensstil.

R wie Rauchen aufgeben

Es gibt kaum ein Genussmittel, das sich gesundheitlich als schädlicher erweist als das Rauchen. Dieses Wissen ist sehr weit verbreitet, dennoch fällt es vielen Rauchern und Raucherinnen schwer, mit ihrer Sucht aufzuhören. Daher mein erster Rat an dieser Stelle: Gar nicht erst mit dem Rauchen anfangen. Wer aufhören möchte, dem darf ich die Worte

Gewohnheitstier und Schweinehund

eines bekannten Musikers ans Herz legen: Keith Richards (Die Zeit No 46, Interview 5. November 2020) antwortete auf die Frage, ob er eigentlich noch rauche: „Vor einem Jahr (Anmerkung: er ist aktuell 77 Jahre alt) habe ich aufgehört. Und schön war es nicht. Aber ich habe es mir abgewöhnt wie so viele andere Dinge in meinem Leben. Mir wurde einfach klar, dass es an der Zeit ist, einen Schlussstrich zu ziehen. Mit dem Heroin lief es genauso: Eines Tages ging mir auf, dass es damit reicht. Und dann habe ich eben aufgehört."

Verstehen – akzeptieren – umsetzen

Wer mit einer Krankheit konfrontiert ist, durchläuft typischerweise Phasen, die der Bewältigung dienen und im guten Fall damit enden, dass eine neue Wirklichkeit entsteht, in der Betroffene den Diabetes (oder eine andere Krankheit) in den Alltag integriert haben. Oft stehen an erster Stelle die Angst und die Frage, wie man das schaffen kann. Bei manchen Patientinnen und Patienten mischt sich aber schon bald ein Keim Hoffnung hinzu, vielleicht auch ein Gedanke wie: „Endlich ändert sich was!" Eine Tür tut sich auf, hinter der vieles möglich scheint. „Was bedeutet der Diabetes für mich? Muss ich etwas ändern?"

Der Gedanke an Veränderung kann Furcht und Bedenken mit sich bringen, aber auch neue Hoffnung. Nachdem die ersten Hürden genommen sind – die Blutzuckermessungen funktionieren schon hervorragend und die Blutzuckerwerte sind auch schon viel besser –, folgt dann oft neuerlich eine Phase der Verzweiflung, wenn auch bewusst wird, wie nachhaltig die Diagnose Diabetes den Alltag tatsächlich verändert. Ein Gefühl der Ohnmacht kann hinzutreten, ein Gefühl, der Krankheit schutzlos ausgesetzt zu sein. Mitunter treten Schuldgefühle hinzu. „Was habe ich falsch gemacht?", lautet dann eine oft gestellte Frage. Wieder lauern Zweifel, auch Zweifel an sich selbst. Niedergeschlagenheit und Traurigkeit können folgen. Speziell in dieser Phase ist es wichtig, das Gespräch zu suchen, mit Angehörigen, Freunden oder auch mit ebenfalls Betroffenen (etwa in Selbsthilfegruppen) und natürlich auch mit Mitgliedern des betreuenden Diabetesteams.

Es ist sehr wichtig, auch in dieser schwierigen Phase die Chance zu erkennen, die Chance auf Veränderung, vielleicht sogar hin zu einem insgesamt besseren Leben. Jedenfalls bedeutet die Diagnose Diabetes einen Einschnitt im Leben, einen Übergang von einer Lebensphase in die nächste. Solche Übergänge werden gerne zum Anlass genommen, über prinzipielle Fragen des Lebens und der menschlichen Existenz nachzudenken. Wie sieht mein Leben aus, was habe ich erreicht, wo stehe ich heute und was kann und möchte ich noch erreichen? Wer sich diesen Fragen stellt, ist schon sehr weit auf dem Weg zur Akzeptanz des Diabetes. Die Akzeptanz ist wiederum ein entscheidender Schritt, den Diabetes erfolgreich in das Leben, nicht selten ein neues Leben zu integrieren. Jetzt ist auch der Weg frei für eine Zukunft, schon sind Sie bereit für einen konkreten Behandlungsplan (siehe Kapitel 2), der immer nach vorne gerichtet ist.

„Sehen Sie, Frau Gut, schon ist der HbA$_{1c}$ gesunken und es geht Ihnen auch schon viel besser."

Erste Fortschritte festigen das Vertrauen in die gesetzten Maßnahmen. „Ja, das könnte funktionieren", denken Sie dann vielleicht und schon sind Sie bereit, den nächsten Schritt zu machen, die nächste Herausforderung (die sicher folgen wird) anzunehmen. So gelingt es, eine Spirale, die nach unten führt, wieder umzudrehen und mit jedem auch noch so kleinen Erfolg eine Brücke in eine gute Zukunft zu bauen.

Noch ein strukturierter Ansatz

1. Wo ist das Problem?

Oft ist das Problem nicht gleich zu erkennen. Oder der Arzt/die Ärztin sieht es (oder glaubt es zu sehen), nicht aber der Patient/die Patientin. Oder auch umgekehrt. Das Ausmaß und die Größe (beides subjektiv, also im Auge des Betrachters/der Betrachterin – oder der bzw. des Betroffenen) spielen dabei keine Rolle, es hilft daher auch nicht, ein Problem als „gering" oder „unbedeutend" zu deklarieren, wenn es denn von dem/der Betroffenen als solches dargestellt wird (nämlich als Problem, das der Bearbeitung bedarf). So hilft es oft schon, das Problem einfach einmal beim Namen zu nennen. Das erleichtert es auch, angemessene Maßnahmen festzulegen, die die Lösung des Problems zum Ziel haben.

„Herr Doktor, ich finde keine Zeit für Bewegung."

„Herr Doktor, ich schaffe es nicht, auf Süßigkeiten zu verzichten."

„Herr Doktor, das kann ich mir einfach nicht leisten."

2. Was empfinde ich dabei?

Bevor wir zur Tat schreiten, sollte an dieser Stelle auch die emotionale Dimension des Problems ausgelotet werden. Und entsprechende Beachtung bekommen. Was bedeutet es für den/die Betroffene/n, durch den Diabetes in eine Schieflage zu geraten? Etwa finanziell? Was bedeutet es, von Kolleginnen und Kollegen als Außenseiter abgestempelt zu werden? Welche Rolle hat diese emotionale Komponente für den Zugang, den ich dem Problem entgegenbringe? Verhindern die mit dem Problem verbundenen Gefühle etwa eine sinnvolle Auseinandersetzung mit dem Problem? Bitte sprechen Sie hierzu mit fachkundigen Mitgliedern aus dem Diabetesteam (etwa klinische Psychologinnen bzw. Psychologen).

3. Ziele setzen (siehe auch Kapitel 2)

Erst wenn das Problem in vielen Dimensionen klar ausgesprochen ist, folgt die Festlegung eines Behandlungszieles. Ziele werden bilateral zwischen Ärztinnen und Ärzten sowie Patientinnen und Patienten vereinbart. Sie sind nicht fix vorgegeben, sondern das Ergebnis einer konstruktiven und lösungsorientierten Auseinandersetzung (im positiven Sinne). Zwischenziele sind erlaubt und oft auch sehr hilfreich.

4. Einen Plan machen (siehe auch Kapitel 2)

Der Plan beschreibt den Weg, der zum Ziel führt. Der Weg kann begonnen werden, sobald das Ziel ausreichend gut definiert ist. Der Plan ist das eine, die Umsetzung das andere. Hier gilt es, alle verfügbaren Hilfsmittel und Mechanismen zu aktivieren, die mithelfen, den Plan auch zur Realität werden zu lassen. Nur dann können die Früchte der Bemühungen sichtbar werden.

5. Ergebnisse verfolgen

Es ist gut, unterwegs zu sein und auf dem Weg einen Plan und auch die richtigen Werkzeuge bei der Hand zu haben. Das Ziel bleibt vor Augen, was allerdings voraussetzt, dass Meilensteine nach und nach abgehakt werden. Es gibt also Kontrollpunkte, an denen festgehalten wird (etwa im Rahmen der Visite), ob alles in guter Ordnung ist, ob der Plan, die Werkzeuge und auch ob die Richtung stimmen auf dem Weg zum Ziel.

„Frau Schnell, was haben wir heute vor, wo stehen Sie denn auf Ihrem Weg? Wie kann ich helfen?"

Das Befinden wird abgefragt, etwaige Ereignisse seit der letzten Visite, Medikamente überprüft, etwaig die Insulindosis angepasst. Ein paar Schrauben festgezurrt, ein Werkzeug ergänzt, der Kurs an die vielleicht geänderten Bedingungen angepasst – schon schicke ich den Patienten/die Patientin mit neuem Schwung zurück auf den Weg.

Wie ich mit meinen Patientinnen und Patienten spreche

Zunächst laut und deutlich. Als nächstes versuche ich mich an die jeweilige Sprache anzupassen, etwa in der Wortwahl, soweit das auch erforderlich oder zielführend scheint. Das kann auch eine Fremdsprache sein (etwa englisch), aber oft ist es einfach die Sprache, in der Betroffene im Alltag kommunizieren. Oft verwende ich bildhafte Darstellungen, um einen Punkt zu unterstützen (etwa die drei Kreise, wie in Kapitel 2 ausgeführt). Immer beobachte ich die Reaktion auf das Gesagte; hat er/sie auch verstanden, was ich sagen will? Auch Rückfragen helfen. „Herr Bär, haben Sie verstanden was ich sagen will?", frage ich dann geradeheraus. „Das ist sehr wichtig, deshalb möchte ich ganz sicher sein, dass ich mich auch gut und verständlich ausdrücke."

Besonders kurz nach Diagnosestellung gibt es so viel zu besprechen, dass ich sehr darauf achte, nicht zu viele Inhalte auf einmal anzusprechen. Umso wichtiger sind die Besprechungen in jenen Phasen, in denen sich etwas ändert. Da braucht es besonders häufige Interaktionen, mit mir als Arzt, aber auch mit anderen Mitgliedern des Teams. Nur die ständige Abfrage und wenn nötig Wiederholung führt auch dazu, dass die

Inhalte verstanden werden können.

Ich folge gern der Regel: Wer versteht, was Sache ist, ist auch eher bereit und auch imstande, die nötigen Schritte in die Wege zu leiten. Unter Beobachtung der Antworten, aber auch der begleitenden Körpersprache, versuche ich zu verstehen, Bedürfnisse, offene Fragen, aber auch kritische Wissenslücken zu erkennen, um dann entsprechend auf diese Punkte eingehen zu können. Wenn das Ziel der Unterredung auch die Vermittlung relevanter Inhalte ist, so versuche ich immer auch konkrete Situationen anzusprechen. Etwa Situationen, von denen ich annehme, dass sie dem Erreichen des Behandlungszieles im Wege stehen.

„Frau Jung, wenn Sie das Insulin vor der Mahlzeit spritzen – und nicht erst nachher –, können Sie die natürliche Körperfunktion besser nachbilden, das sollte auch die Blutzuckerspitzen abschwächen."

Oder Situationen und Verhaltensweisen, die Betroffene näher ans Ziel heranbringen.

„Herr Bär, sehen Sie, nach dem Spaziergang sinkt der Blutzucker, fantastisch, das könnten Sie doch öfter machen. Am besten dreimal die Woche – schaffen Sie das?"

Oft hilft es auch, den Patienten/die Patientin geradeheraus zu fragen, was denn zu tun wäre. „Frau Gut, was könnte jetzt passieren, was schlagen Sie vor?", ist eine Frage, die ich gerne stelle. „Könnten Sie sich vorstellen, einmal Vollkornbrot statt Weißbrot zum Frühstück zu versuchen, und dazu Magerkäse?" Kleine Schritte, kleine Empfehlungen, kleine Änderungen, so kann es gelingen.

Gefühle bei Diabetes

Lebensphase/Ereignis	Mögliche Emotion
Diagnose Diabetes	Alles außer Kontrolle
Das Behandlungsziel nicht erreicht	Ich bin selber schuld
Diagnose einer Komplikation	Hat alles nicht genützt
Schwierige Lebensphase (Pubertät, Trennung, Ruhestand,...)	Ich habe schon genug andere Probleme

50 % Psychologie

Die vielen Aspekte der patientenorientierten Gesprächsführung sind auch immer Thema in der Ausbildung junger Kolleginnen und Kollegen.

„Liebe Kollegin/lieber Kollege, versuchen Sie sich doch in die Lage unserer Patientinnen und Patienten zu versetzen. Sich ein wenig in die Welt von Herrn Bär oder Frau Jung zu versetzen, in deren Sorgen und in deren Alltag einzutauchen."

Das ist natürlich leicht gesagt und die erfolgreiche Umsetzung dieses Ratschlags kann viele Jahre dauern, und (Zehn-)Tausende Gespräche mit ebensovielen Patientinnen und Patienten. Oft füge ich noch gerne hinzu: „Diabetesbetreuung ist zu 50 % Psychologie." Damit versuche ich (zugegeben etwas plakativ) zu vermitteln, dass besonders die chronische Krankheit immer einen nicht geringen Anteil aufweist, der sich schwerlich in Zahlen und Fakten gießen lässt. Diese Aspekte des Diabetes fasse ich gerne (etwas laienhaft) als „psychologische" Komponente zusammen. Ich denke hier an all die Lebenssituationen, die den Blutzucker und damit den Diabetes beeinflussen. Etwa beim Verlust eines geliebten Menschen, bei Verlust des Arbeitsplatzes, bei Partnerschaftsproblemen. Oder in den verschiedenen Phasen der Diabeteserkrankung selbst, etwa bei Diagnosestellung oder der allgemeinen Akzeptanz des Diabetes. Diese Themen in die Gesamtbeurteilung einfließen zu lassen, ist mitunter schwierig, aber sehr häufig notwendig und dann oft auch von Erfolg gekrönt.

Eine gute Vorstellung des psychosozialen Umfeldes hilft auch in der realistischen Einschätzung, inwieweit therapeutische Maßnahmen unter häuslichen Bedingungen überhaupt umgesetzt werden können. Etwa, ob es möglich ist, bestimmte Ernährungsempfehlungen einzuhalten, wenn niemand da ist, der kocht. Diese Faktoren zu erkennen und in die Gesamtbetrachtung einfließen zu lassen, ist sehr wichtig. Ebenso wichtig ist es, manifeste Erkrankungen der Psyche rechtzeitig zu erkennen. Das sind dann Zustände, die einer gesonderten fachkompetenten Betreuung bedürfen, etwa eine Depression. Ich kann das Thema „Psychologie bei Diabetes" hier nicht im Detail abhandeln (vor allem infolge mangelnder Expertise), möchte es aber nicht verabsäumen, auf die Bedeutung in der Betreuung von Menschen mit Diabetes ausdrücklich hinzuweisen.

Compliance

Gerne diskutiere ich mit Kolleginnen und Kollegen sowie Studentinnen und Studenten über den Diabetes. Manchmal höre ich dann von den Schwierigkeiten, die Patientinnen und Patienten haben, die empfohlenen Maßnahmen auch umzusetzen.

„Ja, weißt du, ich rede dann und rede und erkläre, dann drohe ich, aber es nützt alles nichts", so die Kollegin bzw. der Kollege. Diese Einschätzung suggeriert, dass ein guter Anteil des „Scheiterns" dem Patienten/der Patientin selbst, respektive dessen/deren Verhalten zuzuschreiben ist. Manchmal sprechen wir Ärztinnen und Ärzte dann auch davon, ein/e Betroffene/r sei „nicht compliant", was übersetzt heißt, ihm/ihr gelingt es nicht und wieder nicht, die Empfehlungen auch umzusetzen. Oft haben wir (und zu Recht, wie ich meine) zunächst hochgesteckte und ehrgeizige Ziele, mit Blick auf die neuesten Erkenntnisse aus den klinischen Studien. Auf der anderen Seite sieht sich der Patient/die Patientin (ebenso verständlich) von anderen Zielen und auch den Anforderungen des täglichen Lebens motiviert, mitunter getrieben. Dementsprechend können dann die Ziele und Erwartungen recht weit auseinanderklaffen. Die „non-compliance" erweist sich so als Ausdruck des Widerspruchs der Erwartungen zwischen Ärztin/Arzt und Patientin/Patient. Und eben nicht als unilaterales Versagen im Behandlungsübereinkommen.

Lebensstil – acht Tipps für den Alltag

1. Stiegensteigen statt Aufzug oder Rolltreppe
Viele Menschen finden nicht die Zeit für ausreichend Bewegung, was besonders bei sitzender Tätigkeit (etwa Büroarbeit) ungünstig zu Buche schlägt. Um dennoch Bewegungseinheiten nicht nur auf die Freizeit und das Wochenende zu beschränken, lohnt es sich, über Möglichkeiten nachzudenken, wie man mehr Bewegung in den (Berufs-) Alltag integrieren kann. Stiegensteigen ist ein einfaches und sehr wirksames Beispiel dafür. Es erfordert anfangs einige Überwindung (wie viele Maßnahmen des Lebensstils), nicht dem Strom der Menschen in Richtung Rolltreppe zu folgen, sondern die Stiegen zu nehmen. Oder den Aufzug zu ignorieren und stattdessen über die Treppe das entsprechende Stockwerk zu erreichen. Meine Diabetesambulanz liegt im dritten Stockwerk und ich habe es mir in all den Jahren zur Gewohnheit gemacht, den Aufzug prinzipiell links liegen zu lassen.

2. Zu Fuß gehen (mit dem Rad fahren), wo immer Sie Gelegenheit finden
Der Gedanke lässt sich leicht ausdehnen und weiterführen, das Stiegensteigen ist nur ein Beispiel. Ebenso können Sie das Auto bewusst in einiger Distanz zu Ihrem Arbeitsplatz abstellen (was ich auch selbst mache), die U-Bahn vielleicht schon eine Station früher verlassen (oder bei gutem Wetter vielleicht sogar zwei?). Oder die Mittagspause für einen Spaziergang nützen oder einen Weg zu Fuß zu machen, sei es um eine Mahlzeit abzuholen oder einzunehmen. In der Freizeit können Sie gerne auch Ihre Einkäufe zu Fuß absolvieren, morgens zum Bäcker oder in die Trafik für die Zeitung oder den Lottoschein. Für etwas größere Distanzen, umfangreichere Einkäufe oder den Weg zum Bahnhof nehmen Sie doch das Fahrrad und lassen das Auto in der Garage.

3. Kaufen Sie ein Fitnessarmband/einen Schrittzähler
Fitnessbänder oder Apps fürs Smartphone bieten eine simple Möglichkeit, die Tagesaktivität auch zu messen. Setzen Sie sich ein Ziel (z.B. 8000 Schritte/Tag) und beobachten Sie die Fortschritte. Die erhobenen Messwerte können Sie dann gerne notieren und beim folgenden Besuch in der Klinik (mit berechtigtem Stolz) dem Diabetesteam präsentieren.

4. Beginnen Sie den Tag mit einem Frühstück bzw. nehmen Sie eine Lunchbox mit zur Arbeit

Gerade im Berufsalltag ist die Zeit in der Früh oft kurz. Bereiten Sie bereits am Vorabend ein Müsli vor, Haferflocken, frisches Obst nach Saison (etwa Äpfel), etwas Milch und Naturjoghurt, so bereite ich mein Frühstück schon am Tag zuvor vor. Morgens dann noch etwas Knuspermüsli drüber (für den guten Geschmack und ein paar „schnelle" Kohlenhydrate), Milch dazu und fertig ist das gesunde und wohlschmeckende Energiefrühstück. Viele meiner Patientinnen und Patienten haben verlernt zu frühstücken, starten mit einem Kaffee in den Tag. Das Frühstück ist aber vermutlich die wichtigste Mahlzeit. Viele Menschen sind tagsüber unterwegs.

„Herr Doktor, wohin soll ich denn essen gehen, ich bin den ganzen Tag unterwegs?" Ebenso wie das Frühstück kann man auch das Mittagessen bereits vorbereiten, wenn auch auf einem eingeschränkten Niveau. Eine Lunchbox wäre etwa eine Möglichkeit.

5. Nehmen Sie sich Zeit zum Essen

Das beginnt beim Einkauf und führt über die Zubereitung (das Kochen) bis hin zur eigentlichen Mahlzeit. Es ist schon so, dass viele Menschen, zumal wenn sie im Berufsleben stehen oder Angehörige, Kinder zu versorgen haben, gerade zur Zeit der Hauptmahlzeiten (morgens, mittags und abends) unter Zeitdruck stehen. Dennoch lohnt es in all diesen Fällen, systematisch nach Verbesserungsmöglichkeiten bei den Abläufen zu suchen. Zeit zu finden, auch für sich selbst. Zeit für das lebenswichtige Ereignis „Mahlzeit". Ein Ereignis, das in unserem Alltag allzu oft zurückgestuft wird hinter allen anderen Verpflichtungen und Aktivitäten. Geben Sie doch der Mahlzeit wieder einen Stellenwert, geben Sie dem Essen die Priorität, die es verdient.

6. Verwenden Sie kleine Teller, starten Sie mit einem Salat, kauen Sie lange und vermeiden Sie Multitasking

Essen ist ein komplexer Vorgang, der natürlich nicht auf die reine Aufnahme der Inhaltsstoffe reduziert werden darf. So und so viele Kohlenhydrate, dann noch Fett, Vitamine und diese und jene Spurenelemente. Das ist der Ansatz, den der Analytiker und Wissenschafter in mir natürlich meinen Patientinnen und Patienten vermitteln möchte.

Aber Essen ist ja so viel mehr. Es beginnt bei der Optik, beim Aussehen der zubereiteten Speisen, dazu kommt der Geruch, der – wie wir wissen – ganz wesentlich den Geschmack beeinflusst. Die Gesellschaft, in der wir das Essen zu uns nehmen, und viele andere Faktoren tragen dazu bei, dass das Essen, die Mahlzeit eben nicht nur reine Nährstoffaufnahme ist, sondern ein Ereignis, dem Sie ausreichend Zeit und Raum geben sollten. Für viele meiner Patientinnen und Patienten ist eine Gewichtsreduktion Teil des Behandlungsziels. Wenn die Kilos purzeln sollen, rate ich, dem Sättigungsgefühl im Verlauf der Mahlzeit großes Augenmerk zu schenken. Die Biologie des Menschen schreibt vor, dass im Augenblick der Sättigung die weitere Nahrungs- und damit Energiezufuhr nicht mehr sinnvoll ist und so auch der wichtigste Impuls, überhaupt zu Messer und Gabel zu greifen, wegfällt. Es ist daher ausdrückliches Ziel (insbesondere, wenn eine Gewichtsabnahme erwünscht ist), ein Sättigungsgefühl herzustellen. Das Sättigungsgefühl wird zentral gesteuert, das heißt, es gelangen Signale aus dem Verdauungstrakt ins Gehirn, entweder direkt über entsprechende Nervenleitungen (das geht recht schnell) oder indirekt durch die Freisetzung von Botenstoffen (Hormonen), die Signale ans Gehirn senden (das dauert etwas länger).

Wie kann das gelingen? Durch gutes Kauen etwa. Zunächst erfolgt durch die Arbeit der Zähne eine mechanische Zerkleinerung. Langes und sorgfältiges Kauen erleichtert aber auch den biologischen Verdauungsablauf, indem frühzeitig und bereits in der Mundhöhle ausreichend Enzyme freigesetzt werden, die wie chemische Scheren die Nahrung zerkleinern. Sobald sich der Magen durch die Nahrung ausdehnt, werden dann richtig viele Botenstoffe ans Gehirn geschickt. Deshalb empfehle ich Salat als Vorspeise, der bereits vorneweg eine niederkalorische Dehnung der Magenwände bewirkt. Dazu reichlich hochwertiges Olivenöl. Die Fettkomponente (Olivenöl) verzögert den Transport der Nahrung in den Darm – so entsteht allmählich das Gefühl, dass der Magen voll ist.

Das Ziel ist, die Nahrungsaufnahme energetisch ausgeglichen zu halten (entsprechend dem aktuellen biologischen Bedarf), aber auf keinen Fall ausufern zu lassen. Also nicht zu schnell zu viele Kalorien zuzuführen. Etwa durch zu rasches und in der Hektik des Alltags oft unbedachtes Essen.
Schicken Sie doch eine E-Mail ans Gehirn, in der geschrieben steht: Liebes Gehirn, ich habe jetzt gegessen, mein Magen ist voll.
Darauf das Gehirn: Oh, danke für die Information, ich bin jetzt satt, dann reicht es dann einmal.
Und schon lehnen Sie sich zufrieden zurück, legen Messer und Gabel beiseite und bestellen den (energieneutralen) Espresso – „zur besseren Verdauung".
Wir sprechen auch von der Psychologie des Essens. Der Umstand, dass die Verwendung kleiner Teller dazu führt, dass das Gefühl der Sättigung rascher eintritt, ist erstaunlich, aber nur ein Beispiel dafür, wie es gelingen kann, unser Gehirn hier und dort auch einmal auszutricksen. Wenn auch zu einem guten Zweck, wie in diesem Fall. Ich empfehle auch, während der Mahlzeit möglichst nur zu essen, also sich ganz dem Essen zu widmen. Und nicht nebenbei am Mobiltelefon die aktuellen Nachrichten und/oder E-Mails abzulesen oder das Fernsehgerät laufen zu lassen. Nützen Sie die Zeit der Mahlzeit und verbringen Sie dabei Zeit mit Ihrer Familie, mit Ihren Arbeitskolleginnen oder -kollegen, ihren Freunden/Freundinnen.

7. Sorgen Sie für ausreichend guten Schlaf

Untersuchungen weisen darauf hin, dass sowohl die Dauer des Schlafes als auch dessen Qualität die Körperfunktionen wesentlich beeinflussen. Eine durchschnittliche Schlafdauer von sieben bis neun Stunden wird allgemein empfohlen. Im Besonderen hat sich gezeigt, dass zu wenig (aber auch zu viel) Schlaf sich auf die Insulinresistenz und somit auf den Diabetes ungünstig auswirken kann. Auch eine anhaltende schlechte Schlafqualität kann zu Stressreaktionen führen und damit zur Freisetzung von Hormonen (Stresshormone, Cortisol), die wiederum den Diabetes ungünstig beeinflussen.

8. Meiden Sie Alkohol – es sind leere Kalorien

Insbesondere wenn Sie an Körpergewicht verlieren wollen, verzichten Sie besser ganz darauf. Denken Sie daran, dass Alkohol ein reines Genussmittel ist, ohne jeden Nährwert. Bei bestimmten Therapieformen (Insulin) besteht überdies die Gefahr der Unterzuckerung. In Summe ist Alkohol (in welcher Form auch immer) der Gesundheit jedenfalls keineswegs zuträglich.

Bitte merken:
1. Kleine Schritte führen zum Ziel.
2. Beginnen Sie jetzt.
3. Erwarten Sie keine Wunder.

Kapitel 5
Medikamente

In diesem Kapitel stelle ich die wichtigsten der heute gängigen Diabetesmedikamente vor. Bitte bedenken Sie dabei, dass Sie kein klassisches Lehrbuch in Händen halten. Deshalb ist meine Darstellung auch nicht allumfassend. Sprechen Sie daher bitte bei konkreten Fragen und vor Einnahme eines der Medikamente immer mit Ihrem Arzt/ Ihrer Ärztin.

Anstatt Ihnen hier eine Aufzählung zu geben, möchte ich vielmehr die wichtigen Merkmale der Substanzen (also im Besonderen die möglichen Vor- und Nachteile) aus meiner persönlichen fachlichen Sicht darstellen. Wenn Sie ein Medikament einnehmen, das Sie einer der hier beschriebenen Substanzen zuordnen möchten, sollte das durch eine einfache Suche im Internet gut gelingen. Auch auf dem Beipackzettel Ihrer Medikamentenschachtel finden Sie die entsprechende Wirksubstanz angegeben, wenn der Medikamentenname nicht ohnehin schon die Wirksubstanz mit beinhaltet. Ich möchte auch nicht im Detail auf den Wirkmechanismus der verschiedenen Medikamente eingehen. Allen hier erwähnten Medikamenten ist jedenfalls gemeinsam, dass sie die zugrundeliegenden Funktionsstörungen des Diabetes adressieren. Dies erweist sich für die Behandlung in der Praxis als Vorteil. Die Medikamente entfalten ihre blutzuckersenkende Wirkung durch eine Verbesserung der Insulinresistenz oder der Insulinsekretion oder durch eine primäre Senkung des Blutzuckers aufgrund anderer Mechanismen. Alle erwähnten Medikamente senken den Blutzucker und sind deshalb auch zur Verwendung bei Diabetes für den klinischen Einsatz behördlich zugelassen. In meiner Auflistung richte ich mich streng nach evidenzbasierten Merkmalen (das heißt, ich werde Eigenschaften der Substanzen beschreiben, die in klinischen Untersuchungen gezeigt wurden), allerdings werde ich mir erlauben, auch persönliche Erfahrungen aus der Praxis einfließen zu lassen.

Blutzucker „only" – Medikamente, die „nur" den Blutzucker senken
Metformin
Metformin ist ein altbewährtes, wirksames und sicheres Medikament ohne Risiko der Unterzuckerung. Viele Expertinnen und Experten empfehlen den Einsatz von Metformin in der Erstbehandlung, das heißt, Metformin ist oft das erste Medikament, das zur Senkung des Blutzuckers verschrieben wird. Etwa dann, wenn der Diabetes gerade eben erst entdeckt wurde.

Günstige Wirkungen auf das Körpergewicht und das Gefäßrisiko konnten gezeigt werden. Es gibt Hinweise, dass nicht nur der Blutzucker gesenkt wird, sondern auch direkte und günstige Wirkungen auf die Organe erfolgen. Metformin ist das einzige häufig eingesetzte Medikament, das die Wirkung des (körpereigenen und von extern zugeführten) Insulins verbessert, also das Phänomen der Insulinresistenz direkt im Sinne einer Verringerung beeinflusst. Deshalb ist Metformin auch ein idealer Partner in Kombination mit allen anderen Medikamenten oder auch den Injektionstherapien (Insulin und GLP-1-RAs). Nebenwirkungen sind in aller Regel harmlos und betreffen den Verdauungstrakt (Blähungen, Durchfall). Diese unerwünschten Effekte können zumeist durch die richtige Einnahme des Medikaments sowie eine richtige Dosierung bei Behandlungsbeginn umgangen werden.

Bei Einnahme zu beachten

Metformin soll bei Ersteinnahme nicht zu hoch dosiert werden (etwa Beginn mit 500 mg täglich, wobei dann langsam auf eine Zieldosis von 2 x 1000 mg gesteigert wird), eventuell kann versucht werden, eine maximal verträgliche Dosis herauszufinden. Nicht auf nüchternen Magen einnehmen, sondern direkt zur Mahlzeit oder nach der Mahlzeit. Die Einnahme erfolgt in der Regel zweimal täglich. Metformin sollte einige Tage vor Operationen und bei schweren Erkrankungen pausiert werden, vor allem bei fieberhaften Infekten. Vorsicht bei eingeschränkter Nierenfunktion (Nierenschwäche).

Sulfonylharnstoffe

Sulfonylharnstoffe senken den Blutzucker rasch und deutlich. Im Gegensatz zu Metformin führt die Einnahme von Sulfonlyharnstoffen eher zur Gewichtszunahme, außerdem können Unterzuckerungen (Hypoglykämien) auftreten. Die Sulfonylharnstoffe wirken direkt an der Bauchspeicheldrüse, wo sie die Ausschüttung von Insulin unterstützen. Sulfonylharnstoffe verlieren oft nach einiger Zeit (typischerweise nach fünf bis maximal zehn Jahren) ihre Wirksamkeit. Aktuelle Behandlungsempfehlungen stellen diese Substanzen zugunsten modernerer Medikamente (siehe unten) heute nicht mehr in die erste Reihe. Sulfonylharnstoffe sind allerdings billiger, sie gehören daher weltweit immer noch zu den am meisten eingesetzten Medikamenten bei Diabetes.

Bei Einnahme zu beachten

Bei Einnahme eines Sulfonlyharnstoffs sollten Sie die Möglichkeit der Unterzuckerung immer in Betracht ziehen. Das Risiko steigt unter bestimmten Bedingungen (etwa im höheren Alter oder bei Vorliegen einer Nierenschwäche) oder auch in Kombination mit Insulin. Die Einnahme erfolgt in der Regel einmal täglich (morgens).

DPP-4-Hemmer

DPP-4-Hemmer gelten – salopp geschrieben – als Sulfonylharnstoffe des 21. Jahrhunderts. Das heißt, sie senken den Blutzucker sicher und wirksam, allerdings ohne das Risiko einer Unterzuckerung. Diese Eigenschaften bringen für die Patientinnen und Patienten große Vorteile. Die Substanzen haben allerdings neben der Blutzuckersenkung keine aus heutiger Sicht evidenten zusätzlichen klinischen Vorteile. Sie gelten als gewichtsneutral, ein weiterer Vorteil etwa gegenüber den Sulfonlyharnstoffen. DPP-4-Hemmer unterstützen die Wirkung eines körpereigenen Hormons (GLP-1), sie ähneln in dieser Hinsicht den GLP-1-Rezeptoragonisten (siehe Kapitel 6). Die blutzuckersenkende Wirkung ist allerdings vergleichsweise schwächer ausgeprägt.

Bei Einnahme zu beachten
Die Einnahme erfolgt in der Regel einmal täglich (morgens), oder zweimal täglich, wenn DPP-4-Hemmer gleichzeitig mit anderen Wirksubstanzen gegeben werden (was zum Beispiel häufig in Kombination mit Metformin der Fall ist). DPP-4-Hemmer sind in der Regel gut verträglich und auch gut mit anderen Medikamenten kombinierbar (mit Ausnahme von GLP-1-RA). Unter Einnahme von DPP-4-Hemmern ist nicht mit dem Auftreten von Unterzuckerungen zu rechnen.

Weitere Substanzen, die bei Diabetes gegeben werden, sind Medikamente aus der Gruppe der Thiazolidinedione (Glitazone), die in erster Linie die Insulinresistenz verbessern, und die Glinide, die ähnlich wie die Sulfonylharnstoffe die Insulinsekretion unterstützen. Vertreter dieser beiden Substanzgruppen haben allerdings im heutigen klinischen Alltag an Bedeutung verloren.

Blutzucker „plus" – blutzuckersenkende Medikamente, die einen klinischen Zusatznutzen versprechen

SGLT-2-Hemmer
Neben der wirksamen Blutzuckersenkung haben SGLT-2-Hemmer günstige Wirkungen auf diabetesrelevante Messgrößen, wie der Senkung des Körpergewichtes, des Blutdrucks und der Harnsäure im Blut. Ein weiterer Vorteil ist das fehlende Risiko der Unterzuckerung (Hypoglykämie). In jüngerer Zeit haben klinische Studien zusätzlich günstige Effekte bei Herzschwäche und Nierenschwäche gezeigt. Ein deutlich breiterer Einsatz der SGLT-2 nicht nur bei Diabetes ist in Zukunft zu erwarten (etwa bei chronischer Herzschwäche oder Nierenschwäche). Bei chronischer Herzschwäche werden SGLT-2-Hemmer heute bereits auch bei Patientinnen und Patienten ohne Diabetes mit Erfolg eingesetzt. SGLT-2-Hemmer entfalten ihre blutzuckersenkende Wirkung, indem die Nierenschwelle für die im Blut zirkulierenden Zuckermoleküle herabgesetzt wird. Überschüssiger Zucker wird dadurch über den Harn ausgeschieden. Mögliche Nebenwirkungen betreffen Infektionen im Genitalbereich (vor allem bei Frauen), die überwiegend harmlos sind, aber durchaus für den/die Betroffenen unangenehm sein können.

Bei Einnahme zu beachten
Zu Beginn der Behandlung ist mitunter ein vermehrter Harndrang spürbar. Durch vermehrte Ausscheidung von Zucker im Harn kann es auch zu Infektionen der Harnwege sowie im Genitalbereich kommen (da diese Infektionen insgesamt bei Diabetes

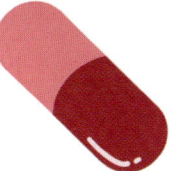
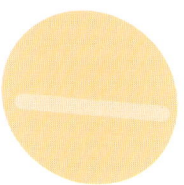
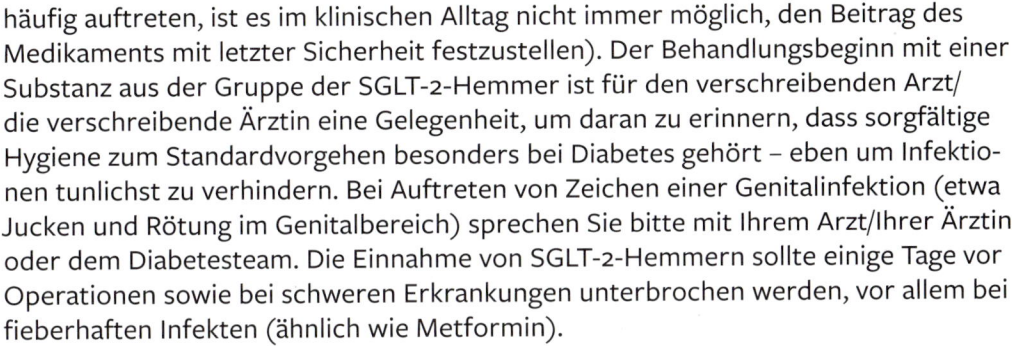

häufig auftreten, ist es im klinischen Alltag nicht immer möglich, den Beitrag des Medikaments mit letzter Sicherheit festzustellen). Der Behandlungsbeginn mit einer Substanz aus der Gruppe der SGLT-2-Hemmer ist für den verschreibenden Arzt/ die verschreibende Ärztin eine Gelegenheit, um daran zu erinnern, dass sorgfältige Hygiene zum Standardvorgehen besonders bei Diabetes gehört – eben um Infektionen tunlichst zu verhindern. Bei Auftreten von Zeichen einer Genitalinfektion (etwa Jucken und Rötung im Genitalbereich) sprechen Sie bitte mit Ihrem Arzt/Ihrer Ärztin oder dem Diabetesteam. Die Einnahme von SGLT-2-Hemmern sollte einige Tage vor Operationen sowie bei schweren Erkrankungen unterbrochen werden, vor allem bei fieberhaften Infekten (ähnlich wie Metformin).

GLP-1-Rezeptoragonisten (RA)

Ich erwähne diese Substanzen an dieser Stelle nur kurz, da GLP-1-RA derzeit im Regelfall als Injektion verabreicht werden (s. Kapitel Injektionstherapien). Glukagon-like-peptide-1-Rezeptoragonisten sind aber deshalb auch hier eine Erwähnung wert, da einerseits bereits GLP-1-RA in Tablettenform in Verwendung sind (womit diese Substanzgruppe unter OADs – orale antidiabetische Medikamente – im engeren Sinne fallen), andererseits die GLP-1-RA auch günstige „Nebenwirkungen" aufweisen, etwa die Reduktion des Körpergewichts oder den Schutz der Gefäße. Die Verabreichung dieser Substanzen hat demnach in klinischen Studien auch zu einer Verringerung von Gefäßkomplikationen geführt.

Bei Einnahme zu beachten

Vor allem zu Beginn der Behandlung mit GLP-1-RAs ist mit Nebenwirkungen wie Übelkeit, Völlegefühl, aber auch Verstopfung zu rechnen. Injektionshilfen erleichtern die Injektion unter die Haut. Die Verabreichung erfolgt als einmal tägliche oder einmal wöchentliche Injektion. GLP-1-RA sind sehr wirksame Substanzen auch zur Gewichtsreduktion, vor allem wenn es gelingt, gleichzeitig eine Anpassung der Essgewohnheiten vorzunehmen (etwa durch die Verringerung der Größe der Mahlzeiten und bewusst langsames Essen). Dadurch werden die Nebenwirkungen geringer und seltener und es tritt rascher das Gefühl auf, satt zu sein.

Zusätzliche Medikamente, die häufig bei Diabetes gegeben werden
Besonders bei Typ-2-Diabetes beobachten wir häufig die Kombination von Überge-wicht, Bluthochdruck und hohen Blutfetten. Wenn auch zunächst die Behandlung des Blutzuckers im Fokus steht, inklusive Maßnahmen des Lebensstils, werden nicht sel-ten auch für diese „Begleiterscheinungen" Medikamente verschrieben. Dazu gehören die folgenden Substanzgruppen.

Lipidsenker
Bei Diabetes sind typischerweise die Triglyceride im Blut erhöht. Auch das Choleste-rin ist oft zu hoch. Wir wissen heute, dass vor allem ein hoher LDL-Cholesterinwert im Blut ein erhöhtes Gefäßrisiko anzeigt. Da bei Diabetes generell ein erhöhtes Ge-fäßrisiko angenommen wird, wird empfohlen, den LDL-Wert entsprechend abzusen-ken. Die Festlegung des individuellen Zielwerts (also das Behandlungsziel für den/die jeweiligen Patient/in) erfolgt anhand einer Gesamtbeurteilung des Gefäßrisikos. Dazu gehört die Familiengeschichte ebenso wie etwaige Vorerkrankungen. Auf Grundlage dieser Risikoeinschätzung erfolgt dann auch die Entscheidung, ob eine medikamen-töse Behandlung im Einzelfall erforderlich ist. Nicht medikamentöse Maßnahmen (Lebensstiländerung) stehen immer an erster Stelle, bei vielen Patientinnen und Patienten dann ergänzt durch entsprechende lipidsenkende Medikamente.

Statine
Sehr wirksame und sichere Medikamente zur Cholesterinsenkung, inklusive des „gefährlichen" LDL-Cholesterins. Nebenwirkungen sind überwiegend harmlos und können die Muskulatur betreffen, selten die Leber. Entsprechende Laborkontrollen sollten daher erfolgen. In vielen Studien konnte eine Senkung von Gefäßkomplikatio-nen (Herzinfarkt, Schlaganfall und Todesfälle) überzeugend dargestellt werden.

Fibrate
Hierbei handelt es sich um Medikamente, die vor allem die Triglyceridspiegel senken, die bei Diabetes häufig erhöht sind. Wieder stehen nicht medikamentöse Maßnahmen zur Lebensstiländerung an erster Stelle sowie eine Verbesserung der Blutzuckerwerte. Sehr oft sinken dann die Triglyceridspiegel ohne zusätzliche Gabe eines Medikaments, nur wenn das nicht ausreichend der Fall ist, können Fibrate verabreicht werden. Es gibt auch Hinweise, dass dadurch nicht nur die Triglyceridspiegel gesenkt werden können, sondern auch weniger Gefäßkomplikationen auftreten. Die Erkenntnisse aus den klinischen Untersuchungen sind aber weit weniger überzeugend als etwa diejeni-gen für die Gruppe der Statine.

PCSK-9-Hemmer
PCSK-9-Hemmer sind modernere Medikamente, die als Injektion verabreicht werden und eine starke cholesterinsenkende Wirkung entfalten. Studien haben gezeigt, dass

PCSK-9-Hemmer das Risiko von Gefäßkomplikationen senken. Aufgrund der Notwendigkeit einer Injektion und der derzeit noch hohen Kosten werden diese Medikamente momentan nur bei ausgewählten Patientinnen und Patienten mit sehr hohem Gefäßrisiko gegeben.

Blutdruckmedikamente

Hoher Blutdruck und Diabetes sind Geschwister. Beide greifen die Gefäßwände an und führen dadurch zur Gefäßverkalkung. Beide sind nicht (oder kaum) zu spüren, besonders in frühen Phasen, und beide sind durch Lebensstilveränderungen sehr gut zu verbessern, insbesondere durch Gewichtsabnahme und körperliche Bewegung. Beide lassen sich bei früher Diagnose am besten behandeln und beide brauchen nicht selten medikamentöse Unterstützung. Bei hohem Blutdruck in Kombination mit Diabetes gelangen bestimmte Medikamentengruppen bevorzugt zum Einsatz (etwa RAS-Blocker oder Calciumantagonisten). Nicht selten ist eine Kombination von Substanzen aus verschiedenen Wirkstoffgruppen erforderlich, um das angestrebte Blutdruckziel zu erreichen.

Aspirin und Gerinnungshemmer

Medikamente, die das Blut flüssig halten, werden dann gegeben, wenn eine Gefäßverkalkung bereits vorliegt. Medikamente können die Flüssigkeit (Gerinnbarkeit) des Bluts auf zwei Wegen beeinflussen. Einerseits, indem das Verklumpen der Blutplättchen (Thrombozyten) verhindert wird, andererseits durch die Hemmung von Komponenten der Blutgerinnung. In beiden Fällen wird das Blut „dünnflüssig", was das Auftreten von Gefäßkomplikationen (Herzinfarkt, Schlaganfall) verhindern hilft. Die sorgfältige Auswahl des Medikaments durch Ihren Arzt/Ihre Ärztin ist Voraussetzung für eine optimale Wirkung, aber auch für die sichere Einnahme, die oft über viele Jahre hindurch notwendig ist. Unerwünschte Wirkungen betreffen vor allem eine überschießende Wirkung. Ist das Blut allzu dünnflüssig, kann es demnach zur Blutung kommen. Die ganz genaue Medikamenteneinnahme ist daher Voraussetzung dafür, den gewünschten Effekt unter Vermeidung von Risiken in der Praxis auch zu realisieren.

Medikamente zum Abnehmen

Viele Menschen wollen abnehmen. Aus naheliegenden Gründen beschäftigt sich die Forschung und mit ihr die pharmazeutische Industrie sehr intensiv mit der Entwicklung von Medikamenten zum Abnehmen. Der Durchbruch ist aber bis zum heutigen Tag nicht gelungen. Wir gehen davon aus, dass erst eine Gewichtsabnahme von etwa 10 % des Ausgangsgewichts mit einiger Sicherheit einen positiven Effekt auf die Gesundheit erwarten lässt. Der Effekt soll langfristig erfolgen und damit nachhaltig gesundheitsrelevant wirksam sein. Es gibt zwar einige Substanzen, die diese Hürde in klinischen Studien geschafft haben, zumindest kurz- und mittelfristig (für ein bis zwei Jahre). Dennoch halte ich es auch in Zukunft für unwahrscheinlich, dass eine einzige Substanz das Problem Übergewicht lösen wird. Ein wichtiger Grund dafür ist die Komplexität der Biologie des Menschen und die – prinzipiell lebensnotwendige und auch sinnvolle – Fähigkeit, biologische Regelkreise rasch an Änderungen der äußeren Bedingungen anzupassen. Kommt es also zu einer raschen, etwa medikamentös bedingten Gewichtsabnahme, dann bilden sich alternative Regelkreise, die der gerade ablaufenden biologischen Veränderung gegensteuern. Der dem Regelkreis nicht erklärbare „künstliche" Gewichtsverlust wird dann vom menschlichen Körper fälschlicherweise als Abweichung empfunden, die es wieder auszugleichen gilt. Dieser Prozess dauert in der Regel Wochen bis Monate. Das ist auch der Grund, weshalb es in vielen Untersuchungen, die die Gewichtsabnahme zum Ziel haben, zunächst durchaus gelingt, die Kilos purzeln zu lassen, dass aber der Erfolg nur von überschaubarer Dauer ist. Ein Teil des verlorenen Körpergewichtes kommt dann recht rasch wieder dazu (dieser Jo-Jo-Effekt ist auch im Zusammenhang mit Abnehmdiäten bekannt). Andererseits haben Medikamente, die bei Übergewicht eingesetzt werden, nicht selten recht deutliche unerwünschte Nebenwirkungen, die besonders die Anwendung

Einige Gründe, warum es kein Wundermittel zum Abnehmen gibt	Kommentar
Das Körpergewicht ist eine lebenskritische, fundamentale biologische Messgröße.	Die Natur lässt sich selten austricksen, schon gar nicht über einen längeren Zeitraum.
Das Körpergewicht ist eine individuelle Messgröße.	Finden Sie Ihr Idealgewicht (Vorsicht: das biologische Idealgewicht ist *nicht* das Wunschgewicht).
Das Körpergewicht unterliegt einer Vielzahl von Regelkreisen – „Feedback"-Mechanismen.	Die Natur lässt sich selten austricksen, schon gar nicht über einen längeren Zeitraum.
Eingriffe in einen Regelkreis führen zu einer Kompensation durch einen anderen Regelkreis – der Effekt wird schwächer bzw. verschwindet nach einiger Zeit.	Die Natur lässt sich selten austricksen, schon gar nicht über einen längeren Zeitraum.
Die Nahrungsaufnahme ist nicht nur physiologisch überlebenswichtig, sondern auch soziokulturell geprägt.	Lebensumstände spielen eine Rolle, die durch Medikamente niemals beeinflusst werden können.
Demnach ist das Essverhalten stark in der Persönlichkeit des Menschen verankert, als Folge der Erziehung, persönlicher Erfahrungen, Lebensumstände und Gewohnheiten.	Persönlichkeitsmerkmale spielen eine Rolle, die durch Medikamente niemals beeinflusst werden können (und sollen).

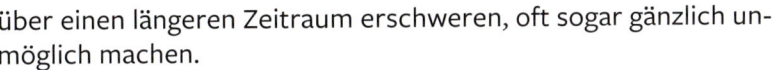

über einen längeren Zeitraum erschweren, oft sogar gänzlich unmöglich machen.

Durchaus ist aber ein Beitrag von Medikamenten im Gesamtkontext schon heute möglich und auch in Zukunft vermehrt zu erwarten (hierzu gehören in erster Linie die GLP-1-Rezeptoragonisten). Wir geben dann also Medikamente, um als Teil eines Gesamtkonzepts Patientinnen und Patienten bei der Gewichtsabnahme zu unterstützen. Ein solches Gesamtkonzept hat immer auch eine starke diätologische Komponente. Mit anderen Worten: Es ist auszuschließen, dass eine Gewichtsabnahme ohne entsprechende Einbeziehung der Ernährung zu erreichen ist bzw. über einen längeren Zeitraum aufrechterhalten werden kann. Es braucht also immer einen begleitenden Ernährungsplan. Auch darf auf ausreichend Bewegung nicht vergessen werden. Dies gilt insbesondere auch bei Diabetes und Übergewicht, wo die medikamentöse Unterstützung mit dem Ziel der Gewichtsreduktion fast schon zu einem Behandlungsstandard geworden ist.

Das heißt, wir verwenden heute mehr und mehr Substanzen, die eine Gewichtsabnahme unterstützen, also etwa SGLT-2-Hemmer oder GLP-1-Rezeptoragonisten. Die meisten Patientinnen und Patienten dürfen nach Einnahme dieser Substanzen nicht nur damit rechnen, dass sich der Blutzucker verbessert, sondern auch dass sie an Gewicht verlieren werden. Das Ausmaß des Gewichtsverlusts variiert dabei von Person zu Person. Wir dürfen davon ausgehen, dass die Wirkung der Medikamente nicht nur umso besser ist, sondern auch umso länger anhält, wenn auch die Ernährung entsprechend angepasst und verbessert wird. Die Wirkung der Diabetesmedikamente auf das Körpergewicht ist sehr variabel, hier folgt eine Auflistung der „günstigen" Substanzen:

Metformin
Die Substanz gilt als zumindest gewichtsneutral. Nicht wenigen Patientinnen und Patienten gelingt es auch, unter Einnahme von Metformin Gewicht zu verlieren.

SGLT-2-Hemmer
Medikamente aus dieser Wirkstoffgruppe führen im Durchschnitt zu einer Gewichtsabnahme.

Die Gewichtsabnahme ist typischerweise auch von einer Reduktion des Blutdrucks und der Harnsäure im Blut begleitet.

GLP-1-Rezeptoragonisten

Diese Substanzen, die eine hormonähnliche Wirkung entfalten, werden per Injektion verabreicht und tragen zu einer Gewichtsabnahme bei. Der Effekt ist im Einzelfall recht deutlich. GLP-1-Rezeptoragonisten gelten deshalb als das am stärksten gewichtswirksame Medikament, das wir derzeit in Händen haben. Deshalb werden GLP-1-RA auch bei Personen ohne Diabetes zur Gewichtsreduktion eingesetzt. Aktuelle Entwicklungen befassen sich mit der oralen Einnahme dieser Substanzen, was (gegenüber einer Injektion) die Anwendung in der Praxis vermutlich weiter vereinfachen wird.

(Gewichtswirksame) Medikamente bei Typ-1-Diabetes

Bei Typ-1-Diabetes liegt ein Hormonmangel vor, das heißt, die Zufuhr des fehlenden Hormons (Insulin) ist die erste und wichtigste Therapie. Ziel des Insulinersatzes ist es, körpereigene Abläufe zu imitieren, insbesondere das Insulin immer dann dem Körper zur Verfügung zu stellen, wenn er es auch benötigt. Das gelingt nicht immer zur vollen Zufriedenheit. Man hat deshalb versucht, Medikamente, die bei Typ-2-Diabetes mit Erfolg eingesetzt werden, auch bei Typ-1-Diabetes zu geben. Da diese Medikamente zwar prinzipiell eine blutzuckersenkende Wirkung entfalten, aber die Wirkung des Insulins bestenfalls unterstützen können, sind Erfolge nur im Einzelfall klinisch spürbar, also nur bei manchen Patientinnen und Patienten und unter vorsichtiger Einnahme sowie strikter Beobachtung.

Typ-1-Diabetes und Metformin

Kann versucht werden, wenn der Eindruck entsteht, dass eine Insulinresistenz vorliegt (Insulinresistenz im strengen Sinne, also eine verminderte Insulinwirkung am Rezeptor der insulinempfindlichen Organe), etwa bei begleitendem Übergewicht.

Typ-1-Diabetes und GLP-1-RA

Kann versucht werden, insbesondere wenn eine Gewichtsreduktion angestrebt wird. Nur unter strikter fachärztlicher Kontrolle empfohlen.

Typ-1-Diabetes und SGLT-2-Hemmer

Wenn auch prinzipiell sinnvoll, sollten SGLT-2-Hemmer nur im Einzelfall unter engmaschiger ärztlicher Führung gegeben werden. Schwerwiegende Nebenwirkungen sind möglich. Vorteile hinsichtlich Herz und Nieren (wie bei Typ-2-Diabetes bereits gezeigt) sind möglich, aber derzeit nicht ausreichend durch entsprechende klinische Studien nachgewiesen.

Die Geschichte mit dem Heizstrahler – zur Wirkung von Placebo und Nocebo

Jeder von uns hat schon vom Placeboeffekt gehört. Es ist eine günstige Wirkung auf die Gesundheit, die wir als Folge eines Maßnahmenbündels beobachten. Um die Angelegenheit zu vereinfachen (und/oder ein ganz bestimmtes Interesse zu verfolgen), wird das Maßnahmenbündel gerne auf die Einzelmaßnahme reduziert und als solche dargestellt.

„Herr Gut, wenn Sie das nehmen, wird es Ihnen nach zwei Tagen deutlich besser gehen", heißt es dann etwa aus fachkundigem Munde.

Forschungen haben eindrucksvoll gezeigt, dass es völlig gleichgültig ist, was „das" ist (ein Medikament, Pulver, Mittel, Kügelchen etc.). Ein Effekt der Intervention lässt sich jedenfalls nachweisen. Die entsprechende Autorität (die von einem Arzt/einer Ärztin, einem Heiler/einer Heilerin, einem Priester, einem Schamanen/einer Schamanin etc. ausgeht), verbunden mit den weiteren Maßnahmen, die die Intervention begleiten (in der ärztlichen Praxis etwa ein gutes Gespräch oder eine intensive Beratung), führen zur Besserung des Befindens. Das ist der Placeboeffekt, den wir tagtäglich zum Nutzen unserer Patientinnen und Patienten gerne einsetzen, bewusst und sehr oft auch unbewusst. Ein wichtiges Instrument also – und keineswegs nutzlose „Einbildung" der Patientin bzw. des Patienten. Weniger bekannt ist der Noceboeffekt, der das Phänomen beschreibt, dass auch unerwünschte Wirkungen einer Maßnahme (etwa Nebenwirkungen eines Medikaments) unter bestimmten Voraussetzungen vermehrt auftreten können. Jüngste Untersuchungen zeigen, dass ein solcher Effekt bis zu 90 % der beschriebenen Nebenwirkungen eines Medikaments erklären können (also dass die Beschwerden, die vor Einnahme angekündigt werden, auch tatsächlich eintreten, obwohl nur ein Scheinmedikament gegeben wurde, das diese Nebenwirkung eigentlich gar nicht auslösen sollte). Diese Daten verdeutlichen die Schwierigkeiten mit Patientinnen und Patienten, auch etwaige unerwünschte Wirkungen von Medikamenten (die ich auch in diesem Kapitel thematisiert habe) zu besprechen.

Jüngst (es ist Februar und die Außentemperaturen liegen unter dem Gefrierpunkt) hatte ich Gelegenheit, einem Patienten den Placeboeffekt zu erklären. Daraufhin erwiderte er: „Herr Doktor, da fällt mir eine Geschichte ein. Wir hatten gestern zu Hause einen Betriebsausfall unserer Heizung. Für solche Fälle haben wir zum Glück einen Infrarotheizstrahler. Also habe ich rasch den Thermostat am Heizstrahler hochgeschaltet und mich auf die Fernsehcouch zurückgezogen. Gut, dass wir gerüstet sind, dachte ich und genoß die heranströmende wohlige Wärme. Nach dem doch noch angenehm verbrachten Abend schaltete ich dann vor dem Schlafengehen den Thermostat wieder auf Null zurück. Mit einiger Überraschung bemerkte ich aber, dass der Stecker schlapp herabhing und somit der Heizstrahler gar nicht am Netz angeschlossen war."

„Ha, ha", stimmte ich ins Lachen ein, „ein klassischer Placeboeffekt also."
„Aber die Geschichte ist nicht zu Ende, Herr Doktor. Meine Frau war nämlich darob gar nicht so begeistert. Den ganzen Abend hatte sie die kalten Temperaturen beklagt."
So hat der (Placebo-)Effekt lediglich meinen Patienten gewärmt, nicht aber seine Gattin.

Bitte merken:

1. Es gibt eine große Auswahl an Medikamenten – behalten Sie den Überblick.

2. Finden Sie Ihr richtiges Medikament – zur richtigen Zeit im Verlauf des Diabetes.

3. Machen Sie sich mit Wirkung und möglichen Nebenwirkungen von Medikamenten vertraut, die Sie einnehmen.

Kapitel 6
Injektionstherapien

„Herr Doktor, brauche ich wirklich Insulin? Ich glaube, ich schaffe es mit Tabletten. Ich streng mich auch noch einmal ganz besonders an."

So oder so ähnlich „verhandeln" manche Patientinnen und Patienten gerne, wenn ich das Thema Insulin (bzw. das Thema Injektionstherapie) zur Sprache bringe.

„Herr Neu, ich weiß, worauf Sie hinauswollen. Glauben Sie mir, niemand will „spritzen", und bis jetzt ist mir auch noch kein Patient vor Freude darüber um den Hals gefallen."

Zu diesem Zeitpunkt haben die meisten Patientinnen und Patienten bereits eine Idee zum Thema, und auch mitunter ganz eigene Vorstellungen, was es bedeutet zu „spritzen". Oft treffe ich dann auch auf falsche Annahmen und Vorstellungen, die ich gerne geraderücke.

„Meine Oma hat auch gespritzt und der ging es dann ganz schlecht", höre ich dann etwa.

Die meisten meiner Patientinnen und Patienten wissen allerdings bereits, dass der Beginn einer Injektionstherapie lediglich eine Station auf der langen Reise Diabetes darstellt. Ich spreche das Thema sehr gerne schon in einem früheren Stadium an, das hilft dann, Missverständnisse erst gar nicht aufkommen zu lassen, wenn es tatsächlich so weit sein sollte. Wenn ich dann zum gegebenen Zeitpunkt die Notwendigkeit der Injektionstherapie erwähne, höre ich dann oft bereits: „Ja Herr Doktor, das habe ich mir auch schon gedacht, dass ich jetzt mit den Tabletten nicht mehr auskomme." Viele Patientinnen und Patienten kommen auch zu mir mit dem ausdrücklichen Wunsch, eine Injektionstherapie einzuleiten, etwa geschickt (und entsprechend instruiert) vom behandelnden Hausarzt/von der behandelnden Hausärztin.

Der Beginn einer Insulintherapie darf von den Betroffenen niemals als persönliches Versagen empfunden werden. Niemals sollte ein Gefühl entstehen wie: „Ich habe versagt, ich habe mich nicht gut an die Empfehlungen gehalten, jetzt folgt als Strafe Insulin." Es ist sehr wichtig, der Patientin, dem Patienten zu vermitteln, dass der Diabetes immer eine progrediente Erkrankung ist, eine Erkrankung also, die mit den Jahren immer weiter fortschreitet, oft sogar ungeachtet der Maßnahmen, die getroffen werden. Ein günstiger Krankheitsverlauf kann zwar sehr wohl durch eine gute Behandlungsstrategie erzielt werden (die immer auch eine Optimierung des Lebensstils umfasst, ausreichend Bewegung und eine gute Ernährung), allerdings hat die Progredienz, das Fortschreiten des Diabetes, immer auch eine schicksalhafte Komponente, die sich durch keine noch so strenge Lebensführung beeinflussen lässt. Daher weise ich bereits in einer frühen Phase der Krankheit darauf hin, dass es zu einem Punkt kommen wird, an dem die Tabletten nicht mehr ausreichend wirksam sind. Früher hat man diesen Punkt im Verlauf des Diabetes als „Versagen" der Tablettentherapie bezeichnet, es ist aber kein Versagen, sondern eine Wirkung, die über die Jahre nachlässt. Das liegt auch nicht am Medikament, sondern am Fortschreiten des Diabetes. Sind also die Medikamente nicht mehr wirksam, um ein gesetztes Therapieziel zu erreichen, braucht es stärkere Mittel.

„Frau Hoch, die gute Nachricht ist, wir haben eine sehr wirksame Substanz, die noch dazu ein natürliches Hormon ist, nämlich das Insulin."
Zweitens darf Insulin nicht als Endstation betrachtet werden.
„Jetzt muss ich Insulin spritzen, oh je, jetzt ist doch alles verloren."
„Nein Frau Hoch, ganz im Gegenteil. Sie brauchen jetzt einfach etwas anderes, etwas Neues, das vor allem auch stärker wirkt als die Tabletten."
Ein grundsätzliches Verständnis darüber, dass der Diabetes im Zeitverlauf immer komplexer und damit in Wahrheit auch schwieriger zu behandeln ist, hilft dem Patienten/der Patientin, den Wechsel zur Injektion leichter zu akzeptieren.

Neben dem Insulin, das wir mittlerweile seit mehr als 100 Jahren zur Behandlung des Diabetes im klinischen Gebrauch haben, gibt es heute noch eine zweite Option, wenn Tabletten nicht mehr ausreichend wirken. Zur Behandlung des Diabetes verfügbare GLP-1-Rezeptoragonisten sind, ebenso wie das Insulin, hormonbasierte Substanzen. Das heißt, wir nützen die natürlichen Eigenschaften des Hormons für therapeutische Zwecke. Die Wahl der besten Option erfolgt im Dialog unter Abschätzung der Vorteile und möglichen Nachteile der beiden Hormone (siehe auch Tabelle). Ein ausführliches Gespräch zum Zeitpunkt des Beginns der Injektionstherapie ist außerordentlich wichtig und entscheidend für den Erfolg der Behandlung. Wer auch gut versteht, warum es tatsächlich notwendig ist, sich eine Injektion (zumeist Tag für Tag) in den eigenen Körper (wenn auch „nur" knapp unter die Haut) zu verabreichen, wird eher dazu bereit sein, es auch zu tun.

Die ersten Schritte der praktischen Umsetzung gelingen dann auch viel besser, wenn mit dem Verständnis um die Sinnhaftigkeit auch die Motivation entsprechend hoch ist. Unter Verwendung moderner Injektionshilfen (Pens) meistern Betroffene die Hürde Selbstinjektion bravourös. Die erste Hürde ist dabei oft mentaler Natur. Etwas unter die Haut zu verabreichen, indem die Haut tatsächlich durchdrungen wird, das geht verständlicherweise auch im übertragenen Sinn „unter die Haut". Immerhin wird dabei auch der „Schutzschild Haut" auf eine besondere Weise außer Gefecht gesetzt. Wenn dann die erste Injektion einmal gesetzt ist, schwindet die Scheu allerdings im Nu. Die effiziente Einleitung der Injektionstherapie braucht demnach neben der ärztlichen Expertise (Wann ist der richtige Zeitpunkt und welche Injektion braucht es?), neben der Bereitschaft von Seiten der Patientinnen und Patienten (Ja, eine Injektion ist sinnvoll für mich!) vor allem die Unterstützung des Diabetesteams. Fragen zur Injektionstechnik, zum Umgang mit den Injektionshilfen (Pen) bis hin zu Modalitäten der Kostenerstattung oder Fragen zum Nachschub an Verbrauchsmaterial rund um die Injektionstherapie werden am besten und vor allem niederschwellig im Dialog zwischen der Patientin/dem Patienten und den Mitgliedern des Diabetesteams besprochen.

Welche Spritze?

GLP-1-Rezeptoragonisten

Vor nicht allzu langer Zeit (verglichen mit der Erforschung des Insulins) haben Forscherinnen und Forscher entdeckt, dass es neben dem Insulin noch einige weitere Hormone gibt, die den Blutzucker ganz wesentlich beeinflussen. Eines dieser Hormone nennen wir GLP-1, ein Eiweißhormon, das im Darm freigesetzt wird.

Das Hormon hat einige wichtige Funktionen. Für den Einsatz in der Behandlung des Diabetes stechen zwei dieser Eigenschaften besonders hervor:

die Senkung des Blutzuckers und
ein günstiger Effekt auf das Körpergewicht.

GLP-1 Rezeptoragonisten	
Spricht dafür	Zu beachten
Blutzuckersenkung	Magen-Darm-Nebenwirkungen
Gewichtsreduktion	Nicht alle PatientInnen sprechen (gleich) gut an
Gefäßschutz	Nicht bei allen Diabetesformen
Keine Unterzuckerung	
Gut kombinierbar mit Tabletten und Insulin	
Einfache Verabreichung (z.B. einmal wöchentlich)	

GLP-1 ist im Körper ein sehr kurzlebiges Hormon, das heißt, nach natürlicher Freisetzung wird es rasch wieder abgebaut. Es ist nun gelungen, das GLP-1-Hormon pharmakologisch derart aufzubereiten, dass seine Wirkung länger anhält und es somit auch in der Diabetesbehandlung eingesetzt werden kann. Wir sprechen daher von GLP-1-Rezeptoragonisten. Es sind also Moleküle, die dem natürlichen Hormon so ähnlich sind, dass sie die volle biologische Wirkung am Wirkort, dem

Hormonrezeptor, entfalten. Von Agonist spricht man, wenn die erwünschte Wirkung eben aktiv ausgelöst wird (bei einem Rezeptorantagonisten würden wir hingegen eine hemmende Wirkung erwarten).

In Summe ist die biologische Wirkung dieser Rezeptoragonisten deutlich stärker als die des natürlichen Hormons, wodurch eben erst die klinische Anwendung möglich wird, mit guten Effekten auf Blutzucker und – bei vielen Patientinnen und Patienten – auch auf das Körpergewicht. Die GLP-1-Rezeptoragonisten sind deshalb besonders gut geeignet, wenn neben der Senkung des Blutzuckers auch eine Reduktion des Körpergewichts angestrebt wird. Außerdem weisen klinische Studien darauf hin, dass diese Substanzen mithelfen, Gefäßkomplikationen des Diabetes hintanzuhalten. Die Anwendung der GLP-1-Rezeptoragonisten erfordert einige Erfahrung, um deren therapeutisches Potential voll auszuschöpfen, aber auch im Hinblick auf zu erwartende Nebenwirkungen. Diese betreffen vor allem den Magen- und Darmtrakt, z.B. Übelkeit, Erbrechen oder auch Verstopfung.

Insulin

Insulin ist der wichtigste körpereigene Botenstoff bei Diabetes. Das wichtigste Hormon, das am Diabetes beteiligt ist. Insulin dirigiert das Orchester, das dafür sorgt, dass nicht nur der Blutzucker reguliert wird, sondern auch viele lebenswichtige Körperfunktionen ungestört und reibungslos vonstattengehen. Ohne Insulin kein Leben. Die Bedeutung von Insulin ist demnach auch schon sehr lange bekannt, es ist auch das erste Hormon, das es in die klinische Anwendung geschafft hat und seit 100 Jahren zur Behandlung des Diabetes eingesetzt wird (seit 1921). Dementsprechend umfassend und robust ist unsere klinische Erfahrung.

Die Art und Weise der Insulintherapie hat sich in der langen Zeit enorm entwickelt und wir haben heute Insuline in Händen, deren Wirkung pharmakologisch optimiert wurde. Das heißt, wie schnell die Insuline wirken und für wie lange, ist gut vorhersehbar und das jeweils „beste" Insulin kann

Insulin	
Spricht dafür	Zu beachten
Blutzuckersenkung (alle Diabetestypen)	Möglichkeit der Unterzuckerung
Breite Palette/es gibt sehr viele Insuline (mit unterschiedlicher Wirkdauer)	Eher Gewichtszunahme
Unterschiedliche Insulinstrategien sind möglich	
Seit 100 Jahren in klinischer Verwendung	
Gut kombinierbar mit Tabletten und GLP-1-RA (vorwiegend Typ-2-Diabetes)	
Möglichkeit der Dosisanpassung	

individuell gewählt werden. Insulin ist die kausale (also den Grund der Erkrankung betreffende) Therapie bei Diabetesformen, die mit einem Insulinmangel einhergehen, insbesondere bei Autoimmundiabetes (Typ-1-Diabetes bzw. LADA-Diabetes). Insulin ist prinzipiell bei allen Diabetesformen wirksam, nicht selten bekommen auch Patientinnen und Patienten mit Typ-2-Diabetes Insulin, zumal bei längerer Krankheitsdauer. Durch die Gabe von Insulin kann immer der Blutzucker gesenkt werden. Das ist zum Beispiel bei akuten Blutzuckerentgleisungen wichtig; hier ist Insulin die einzige Behandlungsoption. Insulin kann nicht nur unter die Haut gespritzt werden, sondern als Infusion auch direkt in die Vene. Dieser Umstand wird gerne in der Intensivmedizin oder rund um chirurgische Eingriffe genützt.

Die Wahl des besten Insulins

„Herr Doktor, welches ist das beste Insulin, welches Insulin werden Sie mir verschreiben?"

Diese Frage lässt die Absicht erkennen: Wenn schon Insulin, dann bitte das allerbeste Insulin. Ein gut verständliches Anliegen. Bei der Auswahl des am besten für die Person geeigneten Insulins gilt es, einige grundlegende Kriterien zu beachten (siehe Tabelle). Die Wahl des Insulins hängt ganz wesentlich von der jeweiligen Insulinstrategie ab. Die Strategien führen in der Regel in einem stufenweisen Ablauf von einfacheren Konzepten zu komplexeren Insulintherapien. Nicht selten durchlaufen die Patientinnen und Patienten die Optionen schrittweise im Verlauf ihrer Erkrankung, insbesondere bei Typ-2-Diabetes. Bei Typ-1-Diabetes wird nach heutigen Richtlinien eine Basis-Bolus-Therapie empfohlen.

Welches ist das beste Insulin?

Auswahlkriterium	Optionen
Insulinstrategie	Viele Optionen; die Wahl des Insulins hängt auch davon ab, welche zugrundeliegende Funktionsstörung adressiert werden soll (z.B. Insulinmangel oder Insulinresistenz).
Wirkdauer	Kurz-, mittel- und langwirksame Insuline. Ultrakurzwirksame Insuline in ausgewählten Fällen bei Typ-1-Diabetes.
Zusammensetzung	Insuline als Reinsubstanz oder vorgefertigte Mischungen (Mischinsuline)
Injektions- und Dosierungshilfen	Einmal-Pens, wiederbefüllbare Pens. Spezielle Pens für Kinder, bei Sehbehinderung, motorischer Unsicherheit. Insulinpumpen.
Kosten bzw. Erstattung durch die Kostenträger (Krankenkasse)	Kostenerstattung mancher Insuline nur unter Erfüllung bestimmter klinischer Kriterien

Die beste Dosis

„Herr Doktor, ich spritze jetzt schon 40 Einheiten Insulin pro Tag. Ist das nicht zu viel, ist das wirklich die beste Dosis für mich? Schadet mir das viele Insulin nicht?"
Auch das sind sehr gut formulierte und häufig gestellte Fragen.

„Die eine, die richtige Dosis gibt es nicht, Herr Breit. Wir beide werden herausfinden, was für Sie persönlich die richtige Dosis ist, und das ist dann auch die beste Dosis."
Die beste Insulindosis ist also die für den jeweiligen Patienten bzw. die jeweilige Patientin in der jeweiligen Situation und in der jeweiligen Phase der Erkrankung richtige Dosis. Jene Dosis, die in der jeweiligen Situation zum bestmöglichen Erreichen des individuellen Therapieziels benötigt wird. Die Dosis sollte dabei nicht zu niedrig sein, da ansonsten die blutzuckersenkende Wirkung möglicherweise nicht ausreicht (der Blutzucker also – zu – hoch bleibt, trotz Gabe des Insulins). Die Insulinmenge sollte aber auch nicht zu hoch sein, da ein Zuviel an Insulin, also eine Überinsulinisierung, auch nicht günstig ist. Wenn zu viel Insulin im Blut ist, kann es zu einer sogenannten anabolen Wirkung kommen. Diese anabole Wirkung kann etwa eine überschießende Gewichtszunahme zur Folge haben.

Die richtige Dosis zu finden, ist also kein leichtes Unterfangen. Einige Faustregeln helfen beim Beginn einer Insulintherapie bei Typ-2-Diabetes oder bei langjährigem Typ-1-Diabetes. So beginne ich eine BOT-Therapie, also die Gabe eines langwirksamen Basalinsulins gerne in einer Dosierung zwischen 8 und 12 Einheiten pro Tag. Das Motto lautet dann: „start low, go slow." Ich beginne also mit einer Dosis, die mit großer Wahrscheinlichkeit unter der Zieldosis liegt. Dadurch entwickelt der Patient/die Patientin schrittweise die notwendigen Fertigkeiten der Insulintherapie bei gleichzeitig geringem Risiko der Unterzuckerung. Ein Prozess, den wir auch als Titration bezeichnen, führt schrittweise zur richtigen Dosis.

„Frau Gut, betrachten Sie bitte ab sofort den Nüchternblutzucker. Dieser Wert ist jetzt der Kompass Ihrer Insulindosis. Der Nüchternzucker sagt Ihnen also, wohin die Reise geht."
Wir Ärztinnen und Ärzte schreiben dann einen Zuckerwert ins Tagebuch, etwa 120 mg/dl.
„Frau Gut, sehen Sie, wenn der Kompass 120 zeigt, sind Sie genau auf dem richtigen Kurs."

Für Patientinnen und Patienten, die dann gleich mal nachfragen, präzisiere ich gerne:
„Ich meine 120 im Durchschnitt, also in einem Bereich zwischen 100 und 140. Im Einzelfall kann der Wert aber auch schon einmal außerhalb dieser Bandbreite liegen."
Deshalb ist es wichtig, anhand fortlaufender Messungen einen Trend zu erkennen. Manchmal hilft es auch einfach, einen Mittelwert zu bilden, etwa über eine Woche.

Zeigt der Kompass allerdings zu hohe Werte (etwa in einem Zeitraum von drei bis fünf Tagen), dann ist eine Kurskorrektur angezeigt (mehr Insulin), ebenso wenn der Blutzuckerwert unter dem Zielwert liegt (dann ist eine Reduktion der Insulindosis sinnvoll). Durch diese schrittweise Dosisanpassung (zu Beginn der Insulintherapie ist es eine Steigerung der Dosis) gelingt es, die Zuckerwerte zu verbessern. Höhere Insulindosen sind nicht selten bei Patientinnen und Patienten vonnöten, bei denen nicht die mangelnde Produktion von Insulin, sondern die mangelnde Wirkung des Insulins im Vordergrund steht (Insulinresistenz).

Insulindosis bei Typ-1-Diabetes

Hier ist das Insulin erforderlich, um zu überleben. Die tägliche körpereigene Insulinproduktion beim gesunden Menschen (ohne Diabetes) beträgt etwa 0,8 Insulineinheiten pro Kilogramm Körpergewicht. Bei 60 kg Körpergewicht ergibt das somit einen Insulinbedarf im gesamten Tagesverlauf von etwa 50 Einheiten Insulin. Diese Menge müsste von außen verabreicht werden, wenn man von der Annahme ausgeht, die körpereigene Insulinproduktion gänzlich ersetzen zu müssen.

In den ersten fünf bis zehn Krankheitsjahren liegt hingegen die Insulindosis nicht selten – auch deutlich – unter diesem Richtwert. Dies erklärt sich durch die noch vorhandene Insulinsekretionsleistung der Bauchspeicheldrüse in dieser Phase. Es kann sogar dazu kommen, dass die Insulintherapie für einen Zeitraum unterbrochen werden kann (Honeymoon-Phase). Typischerweise kommen bei Typ-1-Diabetes komplexe Insulinstrategien zum Einsatz, gilt es doch, den Ausfall der körpereigenen Insulinproduktion möglichst naturgetreu abzubilden. Dafür braucht es ein Basalinsulin (wirkt lange, also den ganzen Tag) und ein Bolusinsulin (wirkt kurz, für zwei bis drei Stunden, um den Bedarf zur Mahlzeit abzudecken). Die Gabe von Insulin erfolgt entweder durch wiederholte Einzelinjektionen (mehrmals pro Tag) oder als Dauerinjektion mittels Insulinpumpe. Die Wahl des Verfahrens erfordert eine genaue Kenntnis der Vor- und Nachteile und erfolgt in Absprache mit dem Diabetesteam durch den/die Betroffene/n selbst.

Insulin bei Typ-2-Diabetes

Hier kann eine Insulintherapie viele und sehr unterschiedliche Aspekte adressieren. Nach langer Krankheitsdauer liegt oft eine Störung der Insulinproduktion vor, was eine Insulintherapie erforderlich macht, die derjenigen bei Typ-1-Diabetes recht nahe kommt. Steht die Insulinresistenz (gegenüber der Sekretionsstörung) im Vordergrund, sollte Insulin nur dann eingesetzt werden, wenn es durch andere Mittel nicht möglich ist, den hohen Blutzucker in den Griff zu bekommen. Bei Typ-2-Diabetes gelangen verschiedene Insulinstrategien zum Einsatz.

Insulin bei Schwangerschaftsdiabetes (Gestationsdiabetes)

Ein hoher Anteil der Frauen mit Gestationsdiabetes erzielt das Behandlungsziel alleine durch diätetische Maßnahmen. Nur bei etwa 20 % wird zusätzlich Insulin verordnet. Dabei genügt sehr oft die einmalige Gabe eines langwirksamen Insulins (Basalinsulin), etwa abends vor dem Zubettgehen, mit dem Ziel, den Blutzucker in der Früh (Nüchternblutzucker) in den Zielbereich zu bringen. Auch hier orientiert sich die Anpassung der Insulindosis nach dem „Kompass" Nüchternblutzucker.

Insulin „to go"

Insulin ist das Mittel, das den Blutzucker am stärksten senkt. Insulin kann beliebig dosiert werden und somit bei jedem Patienten/jeder Patientin in jeder erdenklichen Situation zu einer Senkung des Blutzuckers führen, und das in kurzer Zeit. Eine derartige rasche blutzuckersenkende Wirkung ist in bestimmten klinischen Situationen

Wenn der Zucker plötzlich steigt

Ursache des Blutzuckeranstiegs	Mögliche Gegenmaßnahmen
Schwere Krankheiten, z.B. hohes Fieber	Häufige Blutzuckermessungen, Anpassung der Therapie, z.B. Erhöhung der Insulindosis
Medikamente, z.B. Cortison	Möglichkeit des Blutzuckeranstiegs mit Ärztin/Arzt vor Behandlungsbeginn besprechen, evtl. Insulin geben für die Dauer der Cortisontherapie
Schadhaftes Medikament, z.B. Insulin	Möglichkeit der Schadhaftigkeit z.B. durch unzureichende Kühlung in Betracht ziehen; im Zweifelsfall Pen/Ampulle sofort wechseln
Fehlerhafte Applikationstechnik, z.B. Insulininjektion	Mit Diabetesteam (Insulin-)Injektionstechnik besprechen und üben
Fehlerhafte Blutzuckermessung (nur scheinbarer Blutzuckeranstieg)	Möglichkeit in Betracht ziehen und Messgerät prüfen (z.B. anhand einer Parallelmessung)
Technischer Defekt, z.B. Insulinpumpe	Fehlfunktion des Infusionssets inkl. Kanüle in Betracht ziehen; im Zweifel sofort wechseln
Fehlerhafter, ungenügender Behandlungsplan (insbesondere bei chronischer, andauernder Blutzuckererhöhung)	Mit Ihrem Diabetesteam und/oder Ärztin/Arzt gegebenenfalls anhand festgelegter Therapieziele den Behandlungsplan anpassen
Schwankungen anderer Hormone, z.B. Pubertät, Menopause	Möglichkeiten in Betracht ziehen und eventuell Insulindosis anpassen/erhöhen

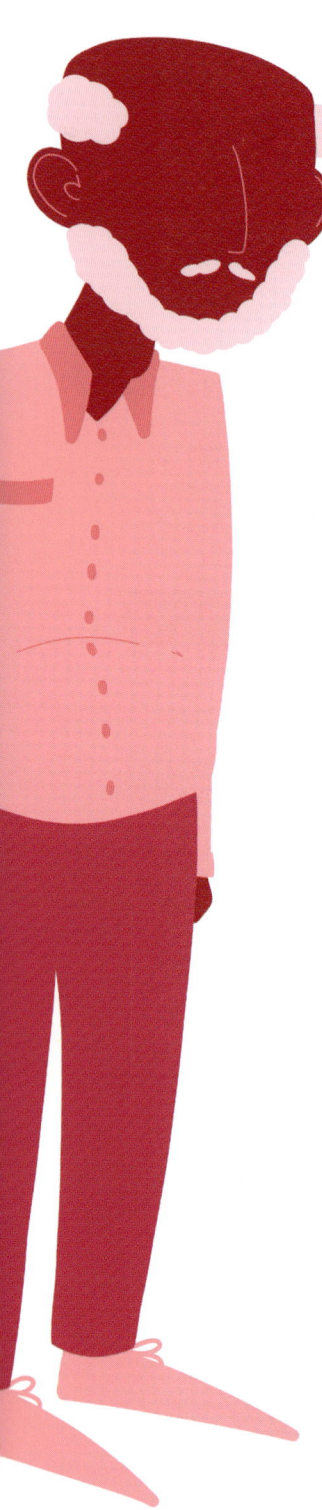

unbedingt erforderlich. Etwa bei Erstdiagnose des Diabetes mit Stoffwechselentgleisung (Ketoazidose). Aber auch bei schon bestehendem Diabetes, wenn besondere Umstände zu einem deutlichen Blutzuckeranstieg geführt haben, der sich nicht mit der bestehenden Behandlung in den Griff bekommen lässt. Das kann etwa eine akute Erkrankung sein, beispielsweise mit hohem Fieber. Oder nicht selten, z.B. bei vorhandener Rheumaerkrankung, die Gabe von Cortison, die dann den Blutzucker in die Höhe schnellen lässt. Dies kann durch entsprechende Maßnahmen verhindert werden, z.B. durch die Gabe von Insulin für die Dauer der Cortisongabe.

Insulinstrategien bei Typ-2-Diabetes

Bei der Wahl der Insulinstrategie halte ich mich an zwei Grundregeln. Der einfachen Strategie ist gegenüber der komplexen Strategie immer der Vorzug zu geben, unter der Voraussetzung, dass die Therapieziele erreicht werden. Das bedeutet aber auch, dass bei Anpassung der Therapieziele (z.B. bei schweren Erkrankungen neben dem Diabetes oder im höheren Alter) immer auch die Strategie hinterfragt werden soll, um etwaig eine weniger komplexe Therapie zur Anwendung bringen zu können.

Zweitens ist es angeraten, die jeweils gewählte Therapie so weit zu verfolgen, dass eine maximal sinnvolle Insulindosis auch zum Einsatz kommt. Dass also nicht frühzeitig das Handtuch geworfen und der nächste Schritt gegangen wird, bevor nicht die Möglichkeiten der Insulindosisanpassung (also in der Regel eine Steigerung der Insulindosis) ausgeschöpft sind. Hier ist oft auch Geduld gefragt.

„Wir werden die Behandlung nicht schon in einer Woche optimiert haben", weise ich die/den Betroffene/n gerne auf den Umstand hin, dass die Insulintherapie einige Geduld verlangt, bis erst einmal ein stabiler Zustand erreicht ist. Es ist ein Hinarbeiten auf diesen stabilen Zustand.

„Wir wollen auch nicht gleich das Kind mit dem Bade ausschütten", füge ich gerne hinzu. Damit meine ich, dass bei zu forschem Herangehen das Risiko einer Unterzuckerung vermutlich höher ist, ein Risiko, das es sich selten einzugehen lohnt. In der Regel spielt es kaum eine Rolle, ob das Therapieziel nun in drei Wochen letztlich erreicht ist oder etwa erst in sechs. Bitte bedenken Sie dabei die Gesamtlaufzeit des Diabetes (typischerweise über mehrere Jahrzehnte), da spielen einige Tage oder auch Wochen selten eine Rolle.

Eine Ausnahme hiervon ist der zeitlich ja von der Natur beschränkte Diabetes in der Schwangerschaft, hier soll jedenfalls frühzeitig interveniert und rasch das Behandlungsziel erreicht werden.

Aber nun zurück zur Insulinstrategie. Das Erfolgsgeheimnis lautet also: die richtige Strategie, viel Geduld, die richtige Dosis, viel Geduld, das Erreichen eines stabilen Zustandes (entsprechend dem vordefinierten Therapieziel). Dann wieder Geduld und ein möglichst langes Verweilen in guter Stoffwechsellage unter fortgesetzter Einhaltung aller Maßnahmen, die den Staus quo unterstützen und aufrechthalten, wieder viel Geduld und fortgesetzte, regelmäßige Kontrollen. So einfach ist der Diabetes, jedenfalls in der Theorie – und so unendlich schwierig und herausfordernd für die Betroffenen in der praktischen Umsetzung.

Insulinstrategie: aber welche?

Ich möchte zuerst den Typ 1 als Sonderfall herausgreifen. Bei allen Formen des Autoimmundiabetes (Typ-1-Diabetes, LADA) dient das Insulin dazu, den Ausfall der körpereigenen Insulinsekretion zu kompensieren. Hier gilt es also, das Insulin in der jeweiligen Dosis, zum jeweiligen Anlass und zum jeweiligen Zeitpunkt zu verabreichen, wie es die gesunde (nicht diabetische) Bauchspeicheldrüse auch tun würde. Wir sprechen dann auch gerne von einer funktionellen Insulintherapie, die Gabe von Insulin erfüllt die „Funktion" des gesunden insulinproduzierenden Organs (eben der Bauchspeicheldrüse).

Bei Typ-2-Diabetes erlaubt die Gabe von Insulin mehr Freiheiten im Sinne dessen, was durch die Gabe des Insulins erreicht werden soll. Wie beim Typ-1-Diabetes ist auch der Ersatz des fehlenden Insulins ein Behandlungsziel, aber nicht nur das. Bei Typ-2-Diabetes besteht neben dem Insulinmangel oft auch eine Insulinresistenz, das heißt, es ist zwar (noch) Insulin im Körper vorhanden, aber es reicht nicht aus, um den gewünschten Effekt zu erzielen (nämlich die Absenkung des Blutzuckers).

Nun zu den Optionen einer Insulingabe bei Typ-2-Diabetes, wobei nicht selten ein Schritt auf den anderen folgt. Das heißt, dass die Strategie im Verlauf des Diabetes fast regelhaft ein upgrade erfährt, falls der eingeschlagene Weg nicht zum Ziel führt, auch unter Ausschöpfung einer entsprechenden Dosissteigerung. Generell steigt das Risiko der Unterzuckerung (Hypoglykämie) mit der Komplexität der Strategie (siehe auch Tabelle). Klären Sie mit Ihrem Diabetesteam, welche Strategie für Sie am besten geeignet ist. Klären Sie, wie sich die Therapieziele erreichen lassen, anhand der Strategie oder anhand einer Insulindosisanpassung bzw. -steigerung.

Option 1/Basalinsulin

Die Insulintherapie wird begonnen unter Beibehaltung der medikamentösen, blutzuckersenkenden Therapie. Das langwirksame Basalinsulin verbessert die Grundausstattung mit Insulin. Ist das Fundament verbessert, bleiben dem Körper in Zeiten des erhöhten Bedarfs noch genug Reserven, um die Spitzen abzudecken (etwa bei den Mahlzeiten). Weiters blockiert das verabreichte Insulin die körpereigene Zuckerproduktion und Freisetzung (vornehmlich aus der Leber), die zwischen den Mahlzeiten (z.B. nachts) erfolgt. Deshalb wird die einmalige Gabe eines Basalinsulins häufig abends erfolgen. Der „Kompass" der richtigen Insulindosis ist dann der nüchtern gemessene Blutzucker (also der Wert, den Sie morgens unmittelbar nach dem Aufstehen messen).

Option 2/Basalinsulin „plus"

Das Basalinsulin wird durch die Gabe eines kurzwirksamen Insulins zum Frühstück oder zur Hauptmahlzeit ergänzt. Die Hilfestellung durch das Basalinsulin wird ergänzt durch ein weiteres Insulin, das den Bedarf zur Mahlzeit deckt. Sinnvollerweise ist es das Frühstück (hoher Insulinbedarf durch tageszeitliche Insulinresistenz) oder die Hauptmahlzeit im Tagesverlauf (hoher Insulinbedarf aufgrund der Nahrungsmenge).

Option 3/Mischinsulin

Hierzu verwenden wir Insulinanfertigungen, die zwei verschiedene Insuline in einem vordefinierten Mischverhältnis enthalten. Der Vorteil ist, dass beide Komponenten, nämlich ein langwirksames und ein kurzwirksames Insulin, in einer einzigen Injektion verabreicht werden. Die fixe Mischung hat aber auch eine geringere Flexibilität hinsichtlich der Dosierung der Einzelkomponenten zur Folge. Mischinsuline werden strikt vor der Mahlzeit verabreicht (zwei- oder besser dreimal am Tag) und sind dann sinnvoll, wenn ein recht strikter Mahlzeitenplan eingehalten wird (z.B. drei Hauptmahlzeiten zu jeweils fixen Essenszeiten). Mischinsuline bieten eine gute Option etwa bei älteren Patientinnen und Patienten oder bei Personen mit einem gut vorhersehbaren Tagesablauf.

Option 4/Funktionelle Insulintherapie

Die funktionelle Insulintherapie verfolgt das Ziel, die Funktion der gesunden Bauchspeicheldrüse nachzubilden und gilt deshalb als Meisterklasse der Insulinstrategien. Sie bietet die größtmögliche Flexibilität im Alltag, die allerdings auch den größtmöglichen Einsatz der Betroffenen erfordert. Mehrmals tägliche Injektionen sind erforderlich; neben dem Basalinsulin erfolgt die Gabe eines kurzwirksamen Insulins jeweils zu den Mahlzeiten, die Kohlenhydrate beinhalten (Bolusinsulin). Diese Therapieform wird deshalb auch gerne als Basis-Bolus-Insulintherapie (BBIT) bezeichnet. Sie ist heute Standardtherapie bei Typ-1-Diabetes und auch häufig in Anwendung bei Patientinnen und Patienten mit anderen Diabetesformen, die einer strikten Einstellung bedürfen und einen flexiblen Lebensstil praktizieren.

Injektionstherapien

Strategie	welche PatientInnen?	Tabletten dazu ja/nein	Wie oft pro Tag wird gespritzt?	Anzahl der Insuline	Vorteile	Risiko der Unterzuckerung (Hypo)
Basalinsulin	„Insulineinsteiger", Gestationsdiabetes	oft	1x	eines	einfach, hohe Flexibilität	gering
Basal „plus"	Basalinsulin alleine nicht ausreichend	oft	2x	zwei	etwas weniger einfach, hohe Flexibilität	etwas höher
Mischinsulin	PatientInnen mit vorhersehbarem Tagesablauf/Mahlzeiten	möglich	2 bis 3x	eines (oder zwei)	einfach, wenig Flexibilität	höher
Funktionelle Therapie	Typ-1-Diabetes, langjähriger Typ-2-Diabetes, striktes HbA$_{1c}$-Ziel	möglich	3 bis 4x	zwei	komplex, aber „physiologisch", sehr hohe Flexibilität im Alltag	hoch
Insulinpumpe	Typ-1-Diabetes, selten andere Formen	selten	kontinuierlich, Wechsel der Kanüle alle 2–3 Tage	eines	am ehesten „physiologisch", Kombination mit Sensoren möglich	hoch (weniger hoch mit Sensoren)

Praktisches

Die Indikation zur Einleitung einer Insulintherapie will gut überlegt sein und bedarf höchstmöglicher Umsicht und Sorgfalt. Gleiches gilt für den Wechsel („upgrade") von einer Strategie zur nächsten, zumal ein derartiges Upgrade in aller Regel mit einem Mehr an Komplexität und Aufwand für die Betroffenen verbunden ist. Besonders der Beginn einer Injektionstherapie wird oft als sehr belastend empfunden. Auch bestehen viele falsche Vorstellungen, was die Durchführung betrifft. Ich kann aus meinen Erfahrungen versichern, dass es den allermeisten Betroffenen durchaus gelingt, diese Anfangshürden mit Bravour zu meistern und die täglichen Injektionen in den Alltag zu integrieren. Einige Tipps sollen dabei helfen.

Tipps fürs Spritzen

Tipp	Kommentar
Finden Sie die Injektionshilfe, die am besten zu Ihnen passt.	Es gibt viele verschiedene Insulinpens; auch für die GLP-1-RAs gibt es unterschiedliche Injektionshilfen, lassen Sie sich beraten.
Rotation/Wechsel der Injektionsstellen	Wird Insulin immer (oder häufig) an der selben Stelle gespritzt, kommt es zur Gewebswucherung – das Insulin wirkt dann nicht so, wie es soll.
Nadelwechsel für jede Injektion	Ist die Nadel stumpf (durch häufigen Gebrauch), dann drohen Verletzungen der Haut, schließlich Entzündungen im Gewebe unter der Haut, die oft nicht sichtbar oder spürbar sind; das Insulin wirkt dann nicht so, wie es soll.
Finden Sie die richtige Injektionsnadel.	Verschiedene Nadellängen sind erhältlich.
Sorgen Sie für einen ausreichenden Vorrat.	Vorausschauende Planung ist hilfreich, beachten Sie auch Lagerung und Ablaufdatum der Medikamente (Insulin, GLP-1-RA).
Beachten Sie die Transport- und Lagereigenschaften.	Injizierbare Medikamente (Insulin, GLP-1-RA) sind komplexe Moleküle, die nicht so robust sind wie Tabletten – bitte mit Samthandschuhen behandeln (in der Anwendung, in der Lagerung, beim Transport).

Injektionstherapien – neue Entwicklungen

Insulin

Durch eine ausgereifte pharmakologische Aufbereitung ist es gelungen, das Wirk-profil der Insuline weiterzuentwickeln. Hier sehe ich Entwicklungen zu beiden Enden des Wirkspektrums: einerseits Insuline, die schneller und kürzer wirken (ultraschnell wirksames Bolusinsulin), eine wichtige Qualität für den Einsatz in Insulinpumpen, und andererseits Basalinsuline, die eine sehr lange Wirkdauer haben, wodurch bei anhal-tender Wirksamkeit die Injektionsfrequenz reduziert werden kann (z.B. nur einmal pro Woche).

GLP-1-Rezeptoragonisten

Eine Weiterentwicklung betrifft zum einen die bessere Verträglichkeit (also Substan-zen mit weniger Nebenwirkungen) und zum anderen eine noch stärkere Wirksamkeit hinsichtlich der Blutzuckersenkung sowie auf das Körpergewicht (Gewichtsabnahme). Die Kombination der GLP-1-Hormonwirkung mit der Wirkung anderer Hormone (z.B. GIP) ist vielversprechend. Diese dual (GIP/GLP-1) wirksamen Medikamente sind in kli-nischer Erprobung. Ebenso vielversprechend sind GLP-1-Agonisten, die als Tabletten gegeben werden können und nicht mehr injiziert werden müssen.

Bitte merken:

1. Insulin ist die stärkste Waffe gegen Diabetes.
2. Insulin: Dosis und Strategie aus erfahrener Hand.
3. GLP-1- (Co-)Agonisten bringen Zucker und Kilos zum Schmelzen.

Kapitel 7
Neue Technologien

Die Technologie, die bei Diabetes zum Einsatz kommt, entwickelt sich derzeit dramatisch. Neue Technologien haben einerseits die Insulingabe neu definiert (Insulinpumpen), andererseits die Erfassung und Aufzeichnung von Zuckerwerten (Glukosesensoren). Als ich selbst in den 1990er Jahren begann, Patientinnen und Patienten mit Diabetes zu betreuen, hatten wir nur wenige Möglichkeiten der Insulintherapie. Die allmähliche Weiterentwicklung brachte Insulinanaloga auf den Markt. Das sind Insuline, die einem rein synthetischen Herstellungsprozess unterliegen und überdies Verbesserungen in der Wirksamkeit und Sicherheit mit sich gebracht haben. Durch pharmakologische Aufbereitung des Insulins ist es in der Folge gelungen, bestimmte Eigenschaften zu verbessern, etwa den Zeitpunkt des Eintritts der Wirkung und die Wirkdauer des Hormons. Heute verwendete Insuline bieten demnach ein breiteres Spektrum hinsichtlich der (vor allem bei Typ-1-Diabetes wichtigen) pharmakodynamischen Eigenschaften. Doch damit nicht genug, gibt es heute die Möglichkeit der kontinuierlichen Insulininjektion mittels Insulinpumpen. Diese ermöglichen es, Insulin zu jedem Zeitpunkt des Tages verabreichen zu können, ohne eine zusätzliche Injektion (mittels Einmalspritze) setzen zu müssen. Das Prinzip der Insulinpumpen hat vor allem in der Behandlung des Typ-1-Diabetes neue Tore eröffnet und damit ganz neue Möglichkeiten für die Betroffenen. Pumpen und Sensoren erlauben auch die Vision der „künstlichen Bauchspeicheldrüse". Die Vision eines Closed-loop-Systems mit dem Ziel, das Organ, das die Funktion nicht erfüllen kann (nämlich die Bauchspeicheldrüse), durch eine automatisierte Prozedur zu ersetzen, die keinerlei (oder minimale) Intervention durch Betroffene erfordert. Da die Insulinsekretion beim Gesunden ohne Diabetes über 24 Stunden erfolgt, benötigt ein solches (halbautomatisches oder automatisches) System jedenfalls die Möglichkeit der kontinuierlichen Zufuhr von Insulin über 24 Stunden. Da das Ausmaß (die „Dosis") der Insulinsekretion im Tagesverlauf keine konstante Größe darstellt, braucht es zusätzlich zur Steuerung dieser Dosis ein Feedbacksystem, das der künstlichen Drüse Nachricht gibt, wie hoch denn der Bedarf zu einem gegebenen Zeitpunkt ist. Ein System, das der Insulinpumpe meldet, wie viel Insulin gerade abgegeben werden soll. Und zwar verlässlich und ebenfalls 24 Stunden am Tag, ohne jede Pause. Und hier kommen nun die Glukosesensoren ins Spiel.

Noch bis vor wenigen Jahren waren häufige Blutzuckermessungen durch Fingerstich ein „Muss" und somit Standard der Diabetesbetreuung. Die Gesamtheit der Blutzuckerwerte über den Tagesverlauf ist Voraussetzung, den wahren Verlauf der Blutzuckerspiegel abschätzen zu können.
„Herr Breit, wo haben Sie denn das Büchlein mit Ihren Blutzuckeraufzeichnungen, zeigen Sie einmal."

Ein Standardsatz, auch heute noch, in der Diabetesbetreuung. Ich versuche dann anhand der Einzelwerte Muster zu erkennen, um dann in Kenntnis der Behandlungsmodalitäten die Blutzuckerwerte verbessern zu können. Dieser Prozess der Analyse von Zuckerwerten ist vor allem bei Verwendung von Insulin ganz entscheidend. Steigt etwa der Blutzucker stark nach dem Essen, dann kann eine Dosisanpassung des vor dem Essen gegebenen Insulins (Erhöhung der Dosis) jedenfalls erwogen werden. Doch selbst sechs bis acht tägliche Blutzuckermessungen erbringen nur einen recht unvollständigen Einblick in die tatsächlichen Tagesverläufe im 24-Stunden-Zyklus. Dies gilt jedenfalls auch für die Nachtstunden. In früheren Jahren haben wir dann immer wieder unsere Patientinnen und Patienten angehalten, auch nächtliche Messungen vorzunehmen.

„Aber da schlafe ich doch."
„Na, dann stellen Sie doch bitte den Wecker auf drei Uhr oder vier Uhr", war dann oft meine Antwort, die nur selten mit Begeisterung aufgenommen wurde. Aber so war das damals eben!

Glukosesensoren ermöglichen heute nicht nur die kontiuierliche Aufzeichnung der für die Behandlung letztlich entscheidenden Zuckerwerte, sondern auch bislang ungeahnte Möglichkeiten der gebündelten Datenauswertung. Eine solche erleichtert das Aufzeigen von Mustern, die wir heute routinemäßig in unsere Beurteilung der Insulinwirkung einfließen lassen. Und schließlich sind die Sensoren, die uns heute in der Praxis bereits entscheidende Impulse geben, unbedingte Voraussetzung für die „künstliche Bauchspeicheldrüse". „Closed-loop"-Systeme, die – ähnlich den selbstfahrenden Autos – in einer geschlossenen Einheit aus Hardware (Sensor und Pumpe) und Software (Algorithmus) die Messung (von Zucker) und die Hormongabe (Insulin) automatisch abwickeln, ohne (allzu viel) Mitwirkung der Betroffenen. Heute (noch) Zukunftsmusik, aber schon am Horizont erkennbar.

Bei allem Optimismus ist hier aber auch der Platz, mögliche Kehrseiten der technischen Neuerungen zu erwähnen und zur Diskussion zu stellen.

1. Es handelt sich um hochsensible, hochtechnisierte Gerätschaften. Das heißt, es sind Fehlfunktionen durchaus möglich (auch das „einfache" Smartphone hat seine Macken). Und das ungeachtet der besten Bemühungen von Herstellern, Behörden, Fachpersonal (inklusive Diabetesteam) und Anwender/in. Anders als beim Smartphone können Fehlfunktionen allerdings gesundheitliche Folgen nach sich ziehen.

2. Neue Technologien sind immer mit höheren Kosten verbunden als Althergebrachtes. Dies ist gerechtfertigt, solange die Technologien einen Zuwachs an Betreuungsqualität und/oder Lebensqualität für Betroffene mit sich bringen. Demgemäß

unterliegen diese Technologien (Pumpen, Sensoren) einem recht aufwändigen Prozess der Kostenerstattung durch die Krankenkassen, der wohl zu Recht besteht, allerdings von Betroffenen mitunter als administrativ belastend empfunden wird. Auch sind nicht alle Neuerungen in Österreich auch verfügbar und/oder erstattbar.

3. Die langfristigen Auswirkungen der neuen Technologien sind (naturgemäß) wenig bekannt. Etwa Fragen der Sicherheit, Verträglichkeit, Lebensqualität, Prävention von Komplikationen, eben über einen langen Zeitraum. Der Beobachtungszeitraum ist noch recht kurz, verglichen mit einer möglichen Krankheitsdauer von gut mehr als 70 Jahren (etwa bei Typ-1-Diabetes, bei dem die Technologien auch vornehmlich zum Einsatz kommen).

4. Die Funktionalität hängt dabei zunächst vom Wissen über die Technologie und dann auch von der Umsetzung im täglichen Alltag mit Diabetes ab. Wie bei jeder „neuen" Technologie ist der Nutzen umso höher, je besser der/die Anwender/in im Umgang mit der Technologie nicht nur Bescheid weiß, sondern das Wissen auch zur Anwendung bringt. Hier sehe ich noch viel Potenzial, durch entsprechende Intensivierung der Kommunikation mit den Betroffenen (es ist mehr als Schulung) das Ergebnis für die Anwenderinnen und Anwender nochmals entscheidend zu verbessern. Diese Kommunikation muss kontinuierlich erfolgen (mit jedem Systemupdate) und erfordert hohe Fachkompetenz und Motivation bei allen Beteiligten. Die Kommunikation ist dabei notwendigerweise bilateral, das heißt, ein/e motivierte/r Patient/in trifft ein hochkompetentes Mitglied des Diabetesteam zum wechselseitigen Gedanken- und Erfahrungsaustausch.

5. Nicht jeder von uns besitzt ein Smartphone und/oder ist im Umgang damit sattelfest. Der Einsatz moderner Technologien (Pumpen und Sensoren) setzt ein technisches Grundverständnis durchaus voraus. Personen, die sich Fähigkeiten im Umgang mit den heutigen Technologien generell nicht aneignen können (aus psychischen oder sozialen Gründen wie etwa Kosten etc.) oder wollen (etwa wegen Bedenken hinsichtlich des Umgangs mit und Schutzes von persönlichen und sensiblen Daten) laufen Gefahr, hier ins Hintertreffen zu geraten.

Blutzuckermessungen – Sensoren

Glukosesensoren sind jüngst zu einem wertvollen Teil unserer therapeutischen Standardausrüstung geworden, insbesondere bei Typ-1-Diabetes. Die Vorteile liegen auf der Hand: Die Methodik ist minimalinvasiv, das heißt für Betroffene in der Anwendung zumeist auch nur minimal unangenehm. Im Gegensatz zum Fingerstich zur kapillären Blutzuckermessung, der von den meisten Betroffenen als unangenehm, nicht selten auch als schmerzhaft empfunden wird. Der Glukosesensor liefert Daten in Echtzeit und über 24 Stunden – im Gegensatz zum Fingerstich, der immer nur

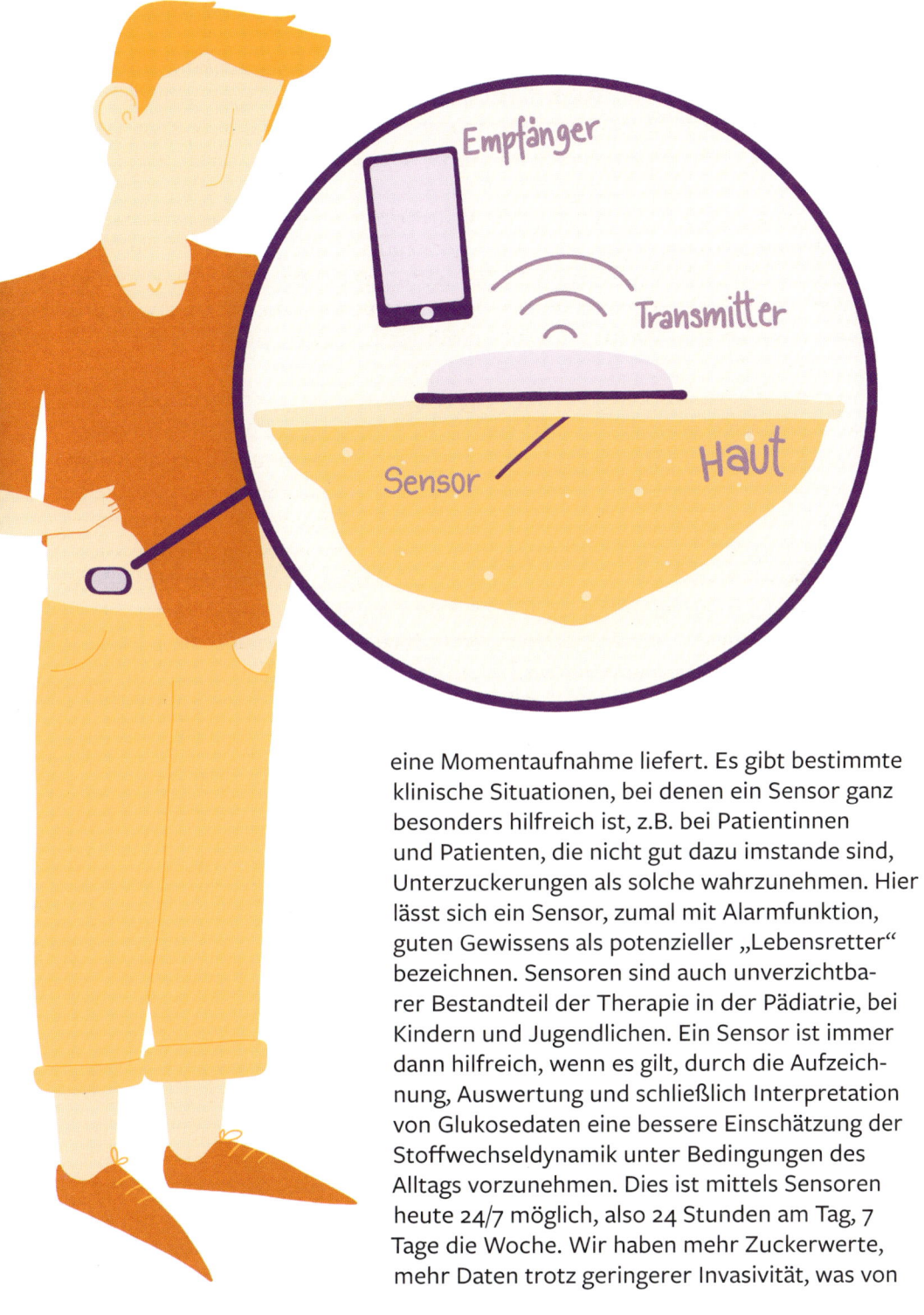

eine Momentaufnahme liefert. Es gibt bestimmte klinische Situationen, bei denen ein Sensor ganz besonders hilfreich ist, z.B. bei Patientinnen und Patienten, die nicht gut dazu imstande sind, Unterzuckerungen als solche wahrzunehmen. Hier lässt sich ein Sensor, zumal mit Alarmfunktion, guten Gewissens als potenzieller „Lebensretter" bezeichnen. Sensoren sind auch unverzichtbarer Bestandteil der Therapie in der Pädiatrie, bei Kindern und Jugendlichen. Ein Sensor ist immer dann hilfreich, wenn es gilt, durch die Aufzeichnung, Auswertung und schließlich Interpretation von Glukosedaten eine bessere Einschätzung der Stoffwechseldynamik unter Bedingungen des Alltags vorzunehmen. Dies ist mittels Sensoren heute 24/7 möglich, also 24 Stunden am Tag, 7 Tage die Woche. Wir haben mehr Zuckerwerte, mehr Daten trotz geringerer Invasivität, was von den Patientinnen und Patienten in der Regel sehr geschätzt wird. Durch deutlich weniger Fingerstiche, die der/die Betroffene auszuführen hat. Sensoren erleichtern die Probenentnahme zur Zuckerbestimmung (es ist allerdings kein Blut wie aus der Fingerkuppe, sondern Flüssigkeit aus dem Gewebe knapp unter der Haut), was für sich bereits einen großen Vorteil bedeutet. Ebenso bieten Zuckerwerte, die in Echtzeit darstellbar sind, wiederholte Möglichkeiten, um Situationen im Alltag und deren Einfluss auf den Zucker besser zu verstehen. Und zu guter Letzt erleichtern die Sensoren auch die Arbeit für uns Ärzte/Ärztinnen, weil wir ungleich mehr Daten zur Verfügung haben, um die Auswirkungen der (Insulin-)Therapie besser abschätzen und beurteilen zu können (eine entsprechende Expertise natürlich vorausgesetzt).

Die Anwendung der Sensoren erfordert allerdings auch ein gutes Verständnis der Wirkweise und Methodik. Dies betrifft etwa die zeitliche Lücke zwischen Gewebszuckermessungen (durch Sensoren) und dem „wahren" Blutzuckerwert, also dem Zuckerwert im Blut, der eigentlich biologisch wirksam ist. Dadurch kann es zu einer zeitlichen Verzerrung von Symptomen kommen, etwa wenn der Sensor einen niedrigen Blutzucker anzeigt, der Blutzucker aber schon wieder ansteigt. Der Gewebszucker folgt dem Blutzucker mit einem Abstand von 15 bis 20 Minuten. Dies ist kaum relevant, wenn der Blutzucker in diesem Zeitraum stabil bleibt (dann ist der Sensorzucker dem Blutzucker gut vergleichbar). Wenn sich der Zucker allerdings rasch ändert, dann hinkt das Gewebe immer hinterher. Wie ein Eisenbahnwaggon, der bei Anstieg der Lokomotive hinterher keucht und noch weiter unten ist (dann zu niedrige Werte zeigt) oder dann bei der Abfahrt wieder erst hinterher kommt, diesmal aber höher liegt (und dann zu hohe Werte zeigt) – immer im Vergleich zur vorauseilenden Lokomotive (dem „wahren" Zucker entsprechend, also dem Wert im Blut und nicht im Gewebe).

So viel Auswahl – welchen Sensor brauche ich?
Die Wahl des Sensors sollte gut überlegt und mit dem Diabetesteam abgesprochen sein. Es gibt verschiedene Technologien, die aber für Anwenderinnen und Anwender selten im Detail relevant sind. Wichtiger ist da etwa die Applikation des Sensors, das heißt die Frage, wie der Sensor in Stellung gebracht wird. Hier gibt es zwei mögliche Wege:

> entweder (so ist es bei den meisten Sensoren) wird ein dünner Faden durch die Haut geführt unter Zuhilfenahme einer Applikationshilfe (das können Sie zu Hause selbst machen)
> oder der Sensor wird als Langzeitsensor unter die Haut gesetzt.

Letzteres erfordert einen kleinen, minimalchirurgischen Eingriff, den Ihr Arzt/Ihre Ärztin alle sechs Monate (nach heutigem Stand) durchführt. Die Art der Applikation

Neue Technologien

entscheidet dann auch gleich über die Tragedauer. Die selbst anlegbaren Sensoren werden nach 10 bis 14 Tagen gewechselt, der implantierte Sensor bleibt bis zu sechs Monate eingesetzt. Alle Sensoren haben einen auf der Haut anliegenden Teil (den Transmitter), der sich je nach Modell in Größe und Form unterscheidet. Eine aus praktischer Sicht sehr wichtige Eigenschaft betrifft die Notwendigkeit der Kalibrierung. Kalibrierung bedeutet, dass Sie vom Gerät aufgefordert werden, einen kapillären Blutzucker zu ermitteln (also einen Fingerstich zu machen) und diesen Wert dann ins System einzutragen. Dieser kapillär gemessene Blutzuckerwert wird dann vom Gerät verwendet, um die aus dem Gewebe gemessenen Werte abzugleichen, zu „kalibrieren". Sensoren, die mit wenig oder gar ohne Kalibrierung verlässliche Werte liefern, erfreuen sich (verständlicherweise) größerer Beliebtheit.

Ein sehr wichtiges Thema betrifft die Hautverträglichkeit des Pflasters, mit dessen Hilfe der Sensor (bzw. Transmitter) so eng am Körper gehalten wird, dass keine Fehlfunktion zu befürchten ist. Der Sensor sollte nicht verrutschen, daher sind die in Verwendung stehenden Pflaster in der Regel stark haftend. Das hat aber wieder den Nachteil, dass die Haut stark und dicht am Pflaster haftet. Dadurch treten mitunter Hautunverträglichkeiten (Reizungen) oder sogar Allergien auf. Die gute Hautverträglichkeit spielt für die kontinuierliche Anwendung des Sensors jedenfalls eine sehr große Rolle. Auch wenn man bedenkt, dass viele Menschen mit Diabetes einen Sensor über viele Jahre, gar Jahrzehnte tragen werden. Um die Hautverträglichkeit zu verbessern, gilt es daher einige Grundregeln zu beachten. Zum einen sollte der Sensor streng nach Herstellerangabe zur Anwendung gelangen (und nicht etwa durch ein zusätzliches Pflaster verklebt werden). Auch empfiehlt sich eine prophylaktische Hautpflege, etwa unter Verwendung von pflegenden Hautcremes oder Salben. Auch die Entfernung der Sensoren sollte möglichst schonend vonstatten gehen.

Als weiteres Unterscheidungsmerkmal neben der Sensorhardware (nämlich wie das Ding aussieht und wie es appliziert wird) gibt es auch Unterschiede hinsichtlich der zur Anwendung kommenden Software. Die Software steuert die Datenverarbeitung der Signale, die vom Sensor geliefert werden, sowie die Aufbereitung der Daten zur Nutzbarmachung durch den Anwender/die Anwenderin und in der diabetologischen Praxis. Diese Prozesse laufen im Hintergrund, entsprechend zugehörige Programme (Apps) lassen sich auf Rechner, Tablets und Smartphones installieren und zur Anwendung bringen. Das setzt natürlich auch voraus, dass auch Ihr Behandlungsteam entsprechend ausgerüstet ist, um die Funktionalität der Technik in der verfügbaren Breite auch in Echtzeit abrufen zu können.

Die meisten Sensoren bieten auch die Möglichkeit der Alarmfunktion, das heißt, dass Sie Warngrenzen definieren können (z.B. bei Unterzuckerungen), bei deren Überschreiten ein Alarm ausgelöst wird.

Auswahlkriterien	Heutige Systeme bieten
Technologie	Unterschiedliche Möglichkeiten; zur Zeit sind am Markt ausschließlich elektro-chemische/enyzmatische oder optische Technologien verfügbar. Weitere Methoden, insbesondere semiinvasiv und nicht invasiv, sind in Entwicklung.
Applikation (Wie wird der Sensor gesetzt?)	Applikator/Setzhilfe wird auf die Haut gesetzt, bringt Sensorfaden knapp unter die Haut. Oder der optische Sensor wird mit einem kleinen Eingriff unter der Haut implantiert (lokale Betäubung).
Tragedauer	10 bis 14 Tage (bis 6 Monate bei implantierbaren Sensoren)
Aussehen des Sensors	Größe, Form, Kanten etc.
Notwendigkeit der Kalibrierung	Ja oder nein; wenn ja, ist zu klären, wie oft und ob eine Kalibrierung notwendig ist, damit das System überhaupt verlässliche Daten liefert.
Hautverträglichkeit	Sie ist abhängig vom Klebstoff im Pflaster, mit dem der Transmitter mit der Haut verbunden wird. Der Kontakt muss dicht sein, damit der Sensor (Faden) nicht verrutscht. Die Hautverträglichkeit ist individuell verschieden und lässt sich nicht gut vorhersehen (außer es sind Pflasterunverträglichkeiten bereits bekannt).
Software zum Aus-lesen der Daten	Unterschiedlich; dies betrifft in erster Linie die Art der Darstellung bzw. auf welche Endgeräte die Daten übertragen werden können (Smart-phone, Smartwatch).
Alarmfunktion	Ja oder nein; Möglichkeiten der Feinabstimmung, z.B. Alarm bei rasch sinkenden/steigenden Werten, tageszeitliche Anpassung der Alarmgrenzen etc.
Kostenerstattung durch Krankenkasse	Unterschiedlich; in erster Linie abhängig von klinischen Gegebenheiten. Kann sich auch laufend ändern, insbesondere wenn neue Technologien auf den Markt kommen.
Erfahrung anderer Anwender	Es gibt hierzu zahlreiche Foren mit ebenso vielen Erfahrungsberichten. Prinzipiell sinnvoll. Wie in allen Fällen, bitte cum grano salis nehmen (also nicht alles für bare Münze nehmen), was online zu finden ist. Kritische Betrachtung, gegebenenfalls unter Mithilfe Ihres Diabetesteams.
Unterstützung durch Hersteller	Hotline durch den Hersteller; prinzipiell eine notwendige Grundvoraussetzung, die Qualität der Serviceleistung kann (naturgemäß) variieren.

Selbstversuch

Geht doch, ist eh ganz simpel, kann jedes Kind. So lassen es zumindest die entsprechenden Websites oder hochglänzenden Broschüren vermuten. Also einfach den Applikator auf den Sensor setzen, dann andrücken. Okay. Hmm. Erste Zweifel melden sich.

„Stimmt das wirklich so?", schießt es mir durch den Kopf. „Soll das wirklich so aussehen?"

Hab ich es richtig gemacht oder bin ich etwa zu ungeschickt oder gar zu dämlich? Schnell öffne ich den Laptop, das Erklärvideo hilft – das rate ich auch meinen Patientinnen und Patienten. Es hilft tatsächlich – und ja, ich habe es richtig gemacht. Bei der Auswahl und Vorbereitung der richtigen Stelle, an der der Sensor gesetzt werden soll, hilft der Spiegel. Schon sitzt das Ding.

„Fühlt sich ganz gut an", denke ich dann, bevor ich zur ersten Ablesung des aktuellen Zuckerwerts schreiten will. Aber nein, zuerst durchs Fegefeuer der App (Konto anlegen, inklusive Passwort etc.), die es braucht, um den Sensor auch mittels Smartphone nützen zu können. Und ja, der Umgang ist ausreichend einfach und zumutbar und das System liefert dann auch in den folgenden Tagen sehr wertvolle Informationen – auch für mich (ohne Diabetes mit „normalem" Blutzucker). Was dann normal heißt, sollte ich in den folgenden Tagen noch im Detail erfahren (siehe dazu Kapitel 1). Jedenfalls eine Technologie, so mein Fazit, die einen großen Wert für Betroffene sehr rasch erkennen lässt.

Pumpen

Insulinpumpen werden von verschiedenen Herstellern angeboten, allerdings sind ähnlich wie bei den Glukosesensoren nicht immer alle Fabrikate in allen Ländern erhältlich. Das hat auch damit zu tun, dass die Firmen, die Insulinpumpen herstellen, nicht in allen Ländern die gleiche Vertriebspräsenz aufweisen. Zudem sind Insulinpumpen (ebenso wie Glukosesensoren) komplexe Produkte, für die eine Kostenerstattung durch die jeweilige Krankenversicherung die Einsatzmöglichkeiten in der ärztlichen Praxis entscheidend mitbestimmt.

Prinzipiell gibt es zwei Pumpensysteme:

> zum einen gibt es Pumpen, die unter Verwendung eines Schlauchsystems körperfern getragen werden (Schlauchpumpen) und

> solche, die direkt auf die Haut appliziert und dadurch direkt am Körper getragen werden (Patchpumpen).

Allen Pumpen gemein ist der Umstand, dass das Insulinapplikationsvehikel, die Injektionskanüle (also das Minischlauchsystem, das durch die Oberhaut in das Bindegewebe reicht und durch das das Insulin in den Körper gelangt) regelmäßig alle zwei bis

drei Tage gewechselt werden muss.
Bei den Patchpumpen wird dann
gleich das ganze System (inklusive
Pumpe) gewechselt. Der häufige und
regelmäßige Wechsel der Kanüle
verhindert Hautreizungen (oder gar
Entzündungen) an der Durchtritts-
stelle der Kanüle.

Schlauchpumpen

Diese Pumpen sind mit einem Kunst-
stoffschlauch mit der Injektionskanüle verbunden, das heißt, die Pumpe
selbst ist ein bewegliches Teil, das
nicht direkt am Körper, aber jedenfalls körpernah getragen wird. Die
Abgabe des Insulins ist durch die
Pumpe selbst gesteuert und erfolgt
dann über das Schlauchsystem und
schließlich über die Kanüle durch die
Haut. Die Kanüle und das zugehörige
Schlauchsystem müssen regelmäßig
alle zwei bis drei Tage gewechselt
werden.

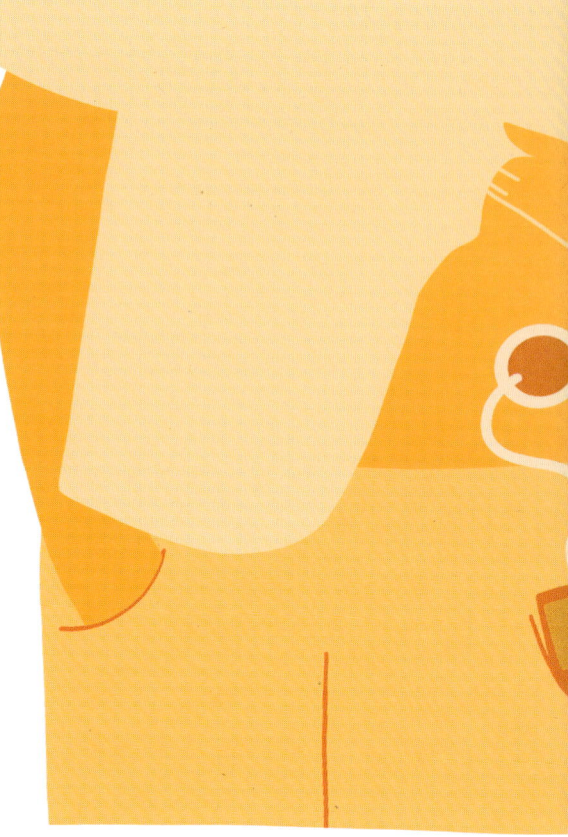

Patchpumpen

Patchpumpen werden ohne Verbindungsschlauch direkt an der Haut getragen und
werden nach (bis zu) drei Tagen wieder entfernt und durch eine neue Pumpe er-
setzt. Mittels einer Steuerungseinheit (vergleichbar einem Smartphone) lässt sich die
Insulindosis in Form der vorprogrammierten Basalrate und bei Mahlzeiten als Bolus
ferngesteuert abgeben (z.B. mittels Bluetooth-Technologie).

DIY – do it yourself

Insulinpumpen und Sensoren haben sich rasant entwickelt, insbesondere die zugehörige Sofware, und zwar so rasant, dass kommerzielle Anbieter nicht mehr mit allen
Entwicklungen Schritt halten können. Alle Systeme, die in den Verkauf und somit zur
Anwendung für Patientinnen und Patienten auf den Markt kommen, durchlaufen ein
strenges Zulassungsverfahren. Im Zuge dieser Verfahren stehen das reibungslose
Funktionieren sowie die Sicherheit der Anwenderinnen und Anwender im Zentrum
des Interesses. Die Zeit bleibt aber nicht stehen – im Gegenteil, das Rad der Innova-
tion dreht sich immer schneller. Software und Dosierungsalgorithmen werden von

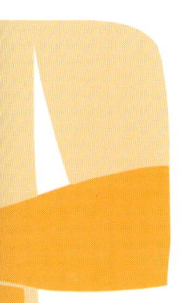

findigen Köpfen ständig weiterentwickelt, auch in der nicht kommerziellen Welt. In diesem Spannungsfeld hat sich eine globale Gemeinde organisiert, die bereits heute DIY-gesteuerte Closed-loop-Systeme betreibt. Diese als „loopers" bezeichneten Patientinnen und Patienten tragen durch ihre Eigeninitiative und ihren Enthusiasmus wiederum dazu bei, die Entwicklung der Systeme auch von Seiten der kommerziellen Anbieter zu beschleunigen.

Bitte merken:

    1. Technologien sind Mittel zum Zweck (kein Selbstzweck!).

    2. Technologien sind nicht jedermanns Sache – machen Sie sich schlau.

    3. Das Potenzial der Technologien sollten Sie voll ausschöpfen.

TEIL 3

Diabetes ganz speziell

Kapitel 8
Diabetes für Spezialistinnen und Spezialisten

In diesem Kapitel greife ich einige spezielle Themen heraus, die ich für wichtig halte, allerdings bislang nicht im Detail ausgeführt habe. Dieses Kapitel setzt demnach ein gewisses Grundwissen über Diabetes bereits voraus. Leserinnen und Leser, die ein solches Grundwissen bereits mitbringen, darf ich das folgende Kapitel uneingeschränkt ans Herz legen, andere werden vielleicht die vorangegangenen Kapitel zuerst lesen wollen.

Typ-1-Diabetes

Der Typ-1-Diabetes unterscheidet sich in einigen fundamentalen Punkten von allen anderen Diabetesformen (siehe auch Tabelle in Kapitel 1). Zunächst ist der Typ-1-Diabetes unbarmherzig demokratisch. Er ist unbarmherzig, da er wie aus heiterem Himmel auf die Betroffenen einfällt. Der Zeitpunkt der Manifestation (wenn sich der Diabetes erstmals bemerkbar macht) ist für alle Betroffenen ein sehr einschneidendes Erlebnis, das typischerweise noch nach vielen Jahren und Jahrzehnten gut erinnerlich ist. Der Typ-1-Diabetes ist aber auch demokratisch, weil es kein besonderes Muster zu geben scheint, nach dem er sich auf die Menschen verteilt. Es gibt zwar Risikofaktoren, aber selbst alle bekannten Faktoren erklären nur zu einem kleinen Teil auch das tatsächliche Auftreten. So finden wir den Typ-1-Diabetes bei alt und jung, bei dick und dünn, bei arm und reich, bei Mann und Frau. Überall auf der Welt. Der Typ-1-Diabetes ist also schon deshalb ganz besonders.

In diesem Kapitel möchte ich die Ursachen und die Entstehung des Typ-1-Diabetes etwas genauer unter die Lupe nehmen. Er wird auch als Autoimmundiabetes bezeichnet, im Sinne der Mechanismen, die ursächlich für ihn verantwortlich zeichnen. Eine Autoimmunerkrankung resultiert aus einem Prozess, in dem – irrtümlicherweise – eine Abwehrreaktion gegen körpereigenes Gewebe stattfindet. Durch diesen Autoimmunprozess werden die betroffenen Organe angegriffen (im Glauben, es handle sich um körperfremde Strukturen) und in der Funktion gestört. Es gibt zahlreiche andere Autoimmunerkrankungen, die verschiedene Organe betreffen können (etwa die Gelenke, den Darm oder die Schilddrüse). Beim Autoimmundiabetes werden die Körperzellen attackiert, die Insulin produzieren. Und weil Insulin ein lebenswichtiges Hormon ist, muss der Funktionsausfall durch ein therapeutisches Eingreifen unbedingt kompensiert werden, damit Betroffene trotzdem ein normales Leben führen können (im Bewusstsein der mit der Behandlung einhergehenden Einschränkungen).

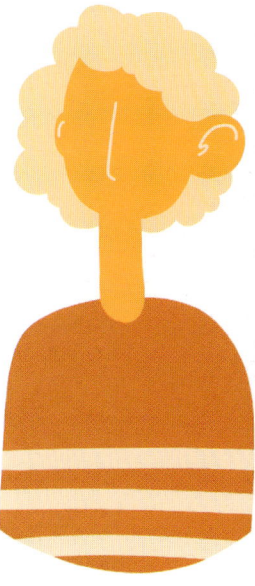

Warum sich die Immunabwehr gegen Strukturen des eigenen Körpers wendet, ist Gegenstand intensiver Forschungen. Die Mechanismen sind zwar zum Teil darstellbar, vieles bleibt aber noch unklar. So gibt es bis zum heutigen Tag kein wirksames Mittel, diesen Autoimmunprozess ursächlich zu behandeln, den Prozess zu unterbinden oder wenigstens aufzuhalten. Damit wäre die Hoffnung verbunden, durch eine frühzeitige Intervention die Organe zu schützen (bei Diabetes eben die insulinproduzierenden Zellen) und damit eine Störung ihrer Funktion gar nicht erst entstehen zu lassen. So könnten die lebenswichtigen B-Zellen der Bauchspeicheldrüse erhalten bleiben und die Gabe von Insulin wäre dann überflüssig. Forscher arbeiten fieberhaft daran. Noch besteht die Behandlung des Typ-1-Diabetes allerdings in der lebenslangen Verabreichung von Insulin. Insulin ist ein Eiweißhormon, das als Injektion gegeben wird (im Gegensatz etwa zum Schilddrüsenhormon, das bei Hormonmangel als Tablette zugeführt werden kann).

A blast from the past – ein ganz individueller Blick zurück zu den Anfängen
Meine Patientin, heute Mitte 60, hat seit 1968 Typ-1-Diabetes. Sie war eine der ersten Patientinnen, die in Österreich mittels Insulinpumpe behandelt wurden. Kaum zu glauben: In den 1970er Jahren brachte der damalige Klinikchef im AKH Wien einen Prototyp eigens aus den USA nach Österreich, um die Pumpe unserer Patientin zur Verfügung zu stellen. Welch ein Abenteuer, welch ein Mut, als Pionier für viele weitere Betroffene, die in den folgenden Jahren und Jahrzehnten folgen sollten. Das war damals allerdings keineswegs absehbar. Als die Diagnose Typ-1-Diabetes im Februar 1968 gestellt wurde, war die Wirkung zunächst niederschmetternd.

Der Diagnose folgte die unverzügliche Aufnahme im AKH (Allgemeines Krankenhaus, Wien), wo die Patientin mit 21 Kindern ein Krankenzimmer teilen musste. Ab sofort hieß es Harn zu sammeln, was damals eine der wenigen Möglichkeiten darstellte, aufgrund des Zuckers im Harn irgendeinen Anhaltspunkt über die Blutzuckereinstellung zu bekommen. Selten wurde damals tatsächlich Zucker im Blut gemessen, dafür musste die Fingerkuppe regelrecht angeritzt werden, galt es doch, ein 30 cm (!) langes Haarröhrchen gut mit Blut zu füllen, um eine akkurate Messung machen zu können. Die damals verschriebene Ernährung war strikt zuckerfrei und ist unserer Patientin noch bis zum heutigen Tag in Erinnerung als „geschmackloser, ungesalzener Spinat, Kohlsprossen, Karotten, weiters Fleisch, wenn überhaupt, dann gekocht und zumeist ungenießbar, dazu ungesalzene Kartoffeln".

Im Wiener AKH diagnostiziert und stationär behandelt, durfte das junge Mädchen (damals im zarten Alter von zehn Jahren) nicht öfter als einmal (!) pro Woche Besuch bekommen, sonntags zwischen 15 Uhr und 16 Uhr. Als unsere Patientin dann nach zwei Wochen in häusliche Pflege entlassen wurde, schrieb ihre Mutter einige Tage später in ihr Tagebuch: „Wir hatten eine gute Nacht, es war alles in Ordnung. Heute habe ich das Insulin gespritzt, mit großer Angst. Es hat ein bisschen weh getan, das Einspritzen der Flüssigkeit. Ich habe den Eindruck, sie denkt ständig ans Essen." Was für eine lange Reise und wie weit die Reise uns geführt hat, seit jenen Tagen in den späten 1960er Jahren.

Besonderheiten des Typ-1-Diabetes

1. Der Typ-1-Diabetes (oder Autoimmundiabetes) entsteht durch eine Zerstörung der B-Zellen, die das Insulin produzieren. Im Gegensatz zu anderen Formen (etwa zum viel häufigeren Typ-2-Diabetes) spielt der Lebensstil bei der Entstehung keine Rolle. Noch mehr als andere Formen kann diese Form daher als „schicksalhaft" bezeichnet werden. Vorsicht: Wenn auch der Typ-1-Diabetes häufig bereits im Kindes- und Jugendalter auftritt, kann er – wenn auch selten – auch im höheren Alter erstmals in Erscheinung treten. Ein Autoimmundiabetes im mittleren oder höheren Lebensalter wird gerne auch als LADA bezeichnet.

2. Die Bedeutung von Immunprozessen bei der Entstehung des Typ-1-Diabetes erklärt auch, dass Patientinnen und Patienten mit Typ-1-Diabetes nicht selten auch andere Autoimmunerkrankungen erfahren. Das bedeutet, dass wir Ärzte/Ärztinnen immer danach Ausschau halten müssen. Dazu gehört etwa eine Unterfunktion der Schilddrüse oder eine Glutenunverträglichkeit (Zöliakie).

3. Die Behandlung des Typ-1-Diabetes besteht immer in der Verabreichung von Insulin. Deshalb ist es fundamental wichtig, einen Diabetes auch als Typ-1-Diabetes zu erkennen und als solchen zu klassifizieren (und eben nicht mit Tabletten zu behandeln). Neue Entwicklungen erleichtern die Insulintherapie zwar, sie stellt aber nach wie vor für die Betroffenen eine immense Herausforderung dar, die wir alle, die nicht davon betroffen sind, nur (im besten Falle) höchst unvollständig nachvollziehen können. Ich schließe mich hier selbst mit ein, ungeachtet meiner jahrzehntelangen klinischen Erfahrungen. Demgemäß groß ist auch meine Hochachtung allen Patientinnen und Patienten gegenüber, die „ihren" Diabetes Tag für Tag meistern. Dieser mein Respekt gilt natürlich auch für Menschen, die von anderen Diabetesformen betroffen sind.

4. Die neuen Technologien (Sensoren und Pumpen) kommen in erster Linie bei Typ-1-Diabetes zum Einsatz.

5. Hypoglykämien (Unterzuckerungen) treten hier häufiger auf als bei allen anderen Diabetesformen. Dies erklärt sich durch die Behandlungsmodalität (Insulin) und das Bestreben, Blutzuckerspiegel zu erreichen, die dem normalen, „normoglykämischen" Bereich möglichst nahe kommen. Diesem Umstand wird auch in der Festsetzung von Behandlungszielen Rechnung getragen. Folgerichtig ist auch das Risiko schwerer Hypoglykämien bei Typ-1-Diabetes höher als bei allen anderen Diabetesformen.

6. In der Verlaufskontrolle gesellt sich die Zeit im Zielbereich (TIR; time in range) zu den herkömmlichen Messgrößen (etwa dem HbA_{1c}). Mithilfe aktueller Sensortechnologien werden Zielbereiche proportional zum Ausdruck gebracht, eine sehr gute Blutzuckereinstellung erlaubt demnach bis zu 4 % der Zeit in einem Bereich unter 70 mg/dl (Sensorglukose). Die Zeit im Zielbereich, also in dem therapeutisch erwünschten Bereich (eben bezeichnet als time in range), sollte demnach generell 70 % oder mehr betragen.

Der Akku ist leer – Vorsicht Unterzuckerung

Zucker bedeutet Energie für die Organe, vor allem auch für das Gehirn. Geht der Akku gegen Null, leidet die Handlungsfähigkeit. Sinkt der Zucker zu tief, ist schnell Feuer am Dach. Unterzuckerungen (Hypoglykämien – umgangssprachlich kurz „Hypo" genannt) sind immer sehr ernst zu nehmende Ereignisse.

„Frau Tief, wie sieht es denn mit Hypos aus, hatten Sie zuletzt Unterzuckerungen?"
Oft bekomme ich auf meine Frage ein schnelles „Nein" zur Antwort.
„Frau Tief, lassen Sie doch bitte einmal Ihr Tagebuch sehen."
Während meine Blicke Seite für Seite über die Zahlenreihen gleiten, frage ich noch nach: „Frau Tief, Sie wissen ja, was wir Ärzte als Hypo bezeichnen, nämlich jeden Zuckerwert unter 70 mg/dl."
Wieder eine gute Gelegenheit, um grundlegendes und wichtiges Diabeteswissen aufzufrischen. Nicht selten finden sich dann tatsächlich auch Eintragungen, die einen Wert unter 70 anzeigen.
„Frau Tief, hier haben Sie einen Wert von 64 mg/dl notiert, haben Sie denn da was gespürt?"

Wir beurteilen also immer die absolute Höhe des Zuckerwerts zusammen mit der Symptomatik, also dem, was der/die Patient/in im Augenblick der Messung eines niedrigen Werts auch tatsächlich wahrnimmt. Typische Symptome der Unterzuckerung sind Zittern, Schwitzen, Heißhunger. Bei Verdacht auf das Vorliegen einer Hypoglykämie ist eine genaue Nachfrage unbedingt erforderlich.
„Herr Doktor, ich spüre dann so ein komisches Gefühl, ich werde müde, etwas stimmt nicht mit mir."

Andere Patientinnen und Patienten berichten auch über Schwindel oder Sehstörungen. Wenn „etwas nicht stimmt" oder gar die typischen Symptome einer Unterzuckerung auftreten, messen Sie bitte unbedingt den Blutzucker. Und zwar sofort und aus der Fingerkuppe. Das gilt auch und ganz besonders für alle, die einen Glukosesensor verwenden, bitte auch da unbedingt mittels kapillärer Messung (Fingerstich) einen Wert finden und auch dokumentieren. Der kapilläre Wert ist in diesen Fällen immer der Sensorglukose überlegen. Die große Stärke der Sensoren ist die Warnung vor der Unterzuckerung (also Signal zu geben, bevor es dazu kommt) und – falls technisch möglich – etwa die Insulinzufuhr (mittels Insulinpumpe) sofort zu unterbrechen, wenn eine Unterzuckerung droht. Eine Unterzuckerung als solche zu erkennen, ist dann schon die halbe Miete. In aller Regel treten Symptome zu einem Zeitpunkt auf, bei dem genug Zeit bleibt, um Gegenmaßnahmen zu ergreifen. Und auf jeden Fall bevor es zu einer Situation kommt, die möglicherweise akut gesundheitsgefährdend ist. Gefährliche Situationen (etwa eine Bewusstseinseinschränkung bis hin zur Bewusstlosigkeit, aus der Betroffene sich nicht aus eigener Kraft befreien können) lassen sich in der großen Mehrheit gut vermeiden, und zwar unter zwei Voraussetzungen:

1. Die Hypoglykämie (Unterzuckerung) wird als solche auch erkannt. Viele Patientinnen und Patienten spüren sehr genau, wenn der Zucker sinkt. Es treten dann Beschwerden auf, die sehr typisch sind. Dabei ist es wichtig, auf diese Zeichen zu achten und sie richtig einzuordnen. Mitunter können sich die Symptome über die Zeit allerdings ändern. Wieder andere Patientinnen und Patienten erleben wechselnde Symptome. Im Zweifelsfall sollte daher immer auch eine Blutzuckermessung erfolgen. Dadurch sollten aber auch nicht die Maßnahmen verzögert werden, die akut notwendig sind, um die Unterzuckerung zu bremsen und den Zucker wieder zu normalisieren. „Herr Doktor, ich habe den Hypo gut gespürt, ich wollte dann nur noch die paar Handgriffe fertig machen." Nein, bitte so nicht. Hypo spüren heißt: gleich reagieren. Und nicht: Ich mach das noch schnell fertig.

2. Sofort und richtig reagieren. Was bei Unterzuckerung zu tun ist, erfolgt zunächst instinktiv. Der Körper signalisiert, dass etwas nicht in Ordnung ist, Heißhunger ist etwa die Folge. Geist und Körper schreien aus voller Brust: Zucker, bitte Zucker. Also muss Zucker her, und zwar in einer Form, die schnell ins Blut geht. Das ist der Grund, warum alle Diabetikerinnen und Diabetiker, die ein Mittel bekommen, das zur Unterzuckerung führen kann (z.B. Insulin), Traubenzucker mit sich führen sollten. Traubenzucker, Fruchtsaft, „schnell resorbierbare" Kohlenhydrate sind dann gefragt. Rasch steigt dann der Blutzucker und in 10 bis 15 Minuten ist in der Regel alles wieder im Lot.

Wenn alle Stricke reißen, können Angehörige helfen. Bei leichteren Unterzuckerungen ist eine Beobachtung der Betroffenen wichtig und es sollte dann im Bedarfsfall ein Stück Traubenzucker oder Fruchtsaft gegeben werden. Oder man geht bei der Blutzuckermessung zur Hand. Bei einer Bewusstseinstrübung (oder gar bei Bewusstlosigkeit) sollte auf keinen Fall versucht werden, den Betroffenen etwas in den Mund zu stecken. Wenn die Schluckreflexe fehlen, kann der Traubenzucker oder der Saft dann in die „falsche Kehle" kommen und möglicherweise Schaden anrichten. In solchen Fällen kann Glukagon gegeben werden. Glukagon ist der Gegenspieler von Insulin und lässt den Blutzucker in kurzer Zeit ansteigen. Dafür braucht es keinen Zucker von außen, da es zur Freisetzung von körpereigenem Speicherzucker kommt. Zucker, der im Körper als Depot liegt, als Reserve, wird durch Glukagon rasch ins Blut gebracht. Auch so lässt sich die Unterzuckerung beheben. Glukagon ist (wie Insulin) ein Hormon und muss daher direkt in die Blutbahn kommen (und nicht durch die Nahrung), was durch eine Injektion gelingt. Ihr Arzt/Ihre Ärztin kann festlegen, ob ein derartiges Glukagon-Notfall-Kit im Einzelfall erforderlich ist. Neuerdings lässt sich das Glukagon auch als Nasenspray verabreichen. Kommt es tatsächlich zu einem Notfall infolge einer Unterzuckerung (also einem „schweren" Hypo), kann das Glukagon als Pulver direkt in die Nase gesprüht werden. Das kann ein immenser Vorteil gegenüber einer Injektion sein, besonders in einer Notfallsituation. Umso wichtiger ist die gute Schulung der Angehörigen und anderer Personen im näheren Umfeld von Betroffenen (eventuell auch Arbeitskolleginnen und -kollegen etc.).

Solche Maßnahmen sind zum Glück nur selten erforderlich. Dennoch gibt es Fälle, in denen – meist nach langer Erkrankungsdauer – die Fähigkeit eingeschränkt ist, die Unterzuckerung als solche auch wahrzunehmen. Derartige „Hypowahrnehmungsstörungen" erschweren die Blutzuckereinstellung und sind für die Betroffenen mitunter sehr belastend. Neue Technologien können helfen; etwa Glukosesensoren mit Alarmfunktion und sensorgekoppelte Insulinpumpen mit der Fähigkeit, die Insulinzufuhr jederzeit sofort zu unterbrechen.

Diabetes im Kindesalter

Ich selbst bin Internist und behandle demnach generell Erwachsene. Manche Diabetesformen werden allerdings bereits im Kindes- und Jugendalter diagnostiziert. Am häufigsten der Typ-1-Diabetes, dessen Krankheitsbeginn bei vielen Menschen bereits im Kindes- und Jugendalter liegt. Die Betreuung dieser Patientinnen und Patienten liegt demnach zunächst in den fachkundigen Händen der Kolleginnen und Kollegen der Kinder- und Jugendheilkunde. Der Übergang von der Pädiatrie in die Erwachsenenbetreuung führt die Betroffenen durch eine sensible, mitunter kritische Phase. Diese Phase bezeichnen wir in der Fachsprache auch gerne als „Transition". Eine enge interdisziplinäre Zusammenarbeit ist in dieser Phase unverzichtbar, sodass diese möglichst behutsam und den individuellen Bedürfnissen der jungen Erwachsenen entsprechend vonstattengeht. Auch bewähren sich in dieser Lebensphase rehabilitative Maßnahmen, idealerweise in Form spezieller Jugendturnusse (etwa „Fit for Life", Rehazentrum Alland).

MODY-Diabetes

Der MODY ist eine ganz spezielle Form des Diabetes, wobei die Abkürzung noch nicht viel verrät (Maturity Onset Diabetes in the Young). Der MODY-Diabetes ist demnach ein Erwachsenendiabetes (maturity diabetes), der bei Kindern und Jugendlichen auftritt (onset in the young). Bei MODY führen Genmutationen zum erhöhten Blutzucker und damit zur Diagnose Diabetes. MODY-Diabetes ist also genetisch bedingt und wird in den betroffenen Familien von Generation zu Generation weitergereicht.

Auch andere Diabetesformen haben eine genetische Komponente, der MODY unterscheidet sich aber insofern, als dabei jeweils nur ein einzelnes Gen für den Diabetes verantwortlich gemacht werden kann. Es gibt verschiedene MODY-Formen, bei denen unterschiedliche Gene betroffen sind, aber jeweils eben nur ein einziges. Wir sprechen deshalb auch von monogenetischen Formen des Diabetes. Ganz im Gegensatz zu anderen Diabetesformen wie z.B. dem Typ-2-Diabetes, wo wir von polygenetischen Grundlagen der Erkrankung sprechen. Bei diesen Formen sind demnach immer eine ganze Reihe von Genen für den erhöhten Blutzucker verantwortlich; dabei geht es aber nicht so sehr darum, welche Gene beteiligt sind, sondern in welcher Form diese Gene zusammenspielen, um an der Auslösung des Diabetes mitzuwirken.

Zurück zum MODY. Hier steht also jeweils ein einziges Gen im Rampenlicht. Der MODY wird vererbt, daher besteht der Diabetes gleich ab der Geburt, zumindest die Funktionsstörung im Glukosestoffwechsel, die durch die Mutation, das verantwortliche Gen, verursacht wird. Ob und wann der Diabetes nun tatsächlich diagnostiziert wird, hängt im Wesentlichen von zwei Faktoren ab:

> Erstens wie ausgeprägt die Funktionsstörung ist, das heißt wie hoch der Blutzucker ist – bei den meisten MODY-Formen ist der Blutzucker nur gering oder mäßig erhöht. Selten macht ein solcher nur gering erhöhter Blutzucker Beschwerden, die an einen Diabetes denken lassen.

> Daher ist – zweitens – die Kenntnis dieser seltenen Diabetesform entscheidend, um den MODY-Diabetes auch diagnostizieren zu können. Der MODY wird daher auch oft erst im Erwachsenenalter festgestellt, oft zufällig im Rahmen einer Blutuntersuchung. Das führt dann mitunter dazu, dass Patientinnen und Patienten mit MODY nicht richtig eingeordnet werden, sondern etwa als klassischer Typ-2-Diabetes (der ja viel häufiger ist) geführt und auch behandelt werden.

Was bringt die Diagnose?

Eine punktgenaue Diagnostik ist hier deshalb so wichtig, weil sich die Behandlung nach der entsprechenden Form richtet (die wiederum anhand der jeweiligen Mutation definiert ist). Die molekulargenetische Klassifizierung ist in speziell dafür ausgerichteten Labors heute gut möglich. Es wurden mittlerweile über 30 Formen eines monogenetischen Diabetes beschrieben.

An einen MODY sollte gedacht werden
> bei familiärer Häufung, wobei aufgrund des dominanten Erbgangs typischerweise in zurückliegenden Generationen tatsächlich bereits Diabetesfälle aufgetreten sind,
> bei Diagnosestellung in jungen Jahren, z.B. vor dem 30. Lebensjahr, und

in Fällen, die klinisch nicht typischerweise an eine der häufig auftretenden Diabetesformen (Typ 1 bei Kindern, Typ 2 bei jungen Erwachsenen) denken lassen. Der MODY wird häufig mit Tabletten behandelt, in Abhängigkeit vom jeweiligen Gendefekt.

Schwangerschaftsdiabetes

Der Schwangerschafts- oder Gestationsdiabetes (GDM) kann zwischen der 24. und 28. Schwangerschaftswoche festgestellt werden, in manchen Fällen auch schon in früheren Phasen der Schwangerschaft. Es braucht dafür einen oralen Glukosetoleranztest (OGTT), der in Österreich im Mutter-Kind-Pass festgesetzt ist und daher bei allen schwangeren Frauen durchgeführt wird. Das ist deshalb wichtig, weil der Gestationsdiabetes völlig ohne Symptome oder Beschwerden einhergeht. Daher bliebe er unerkannt, wenn kein OGTT gemacht würde. Wir wissen aber, dass der Schwangerschaftsdiabetes zu unerwünschten Folgen führen kann, zum Beispiel dazu, dass das Kind im Bauch zu schnell und zu stark wächst. Diese „Makrosomie" kann wiederum den Geburtsverlauf behindern. Alles gute Gründe, um den Schwangerschaftsdiabetes rechtzeitig aufzuspüren und auch fachgerecht zu behandeln.

GDM behandeln – aber wie?

Die Behandlung des Gestationsdiabetes ist einfach und besteht in erster Linie aus einer Ernährungsoptimierung. Hier ist eine fachgerechte diätologische Beratung unumgänglich, die in den allermeisten Fällen auch schon zum Ziel führt. Typischerweise messen die betroffenen Frauen mehrmals täglich den Blutzucker, etwa nüchtern gleich nach dem Aufstehen und eine oder zwei Stunden nach der Hauptmahlzeit. Die Häufigkeit der Messungen wird mit dem Diabetesteam besprochen und im Verlauf der Schwangerschaft ständig an die aktuelle Blutzuckersituation angepasst. Neben den Blutzuckermessungen (unter Berücksichtigung wiederum individuell festgelegter Zielwerte) werden geburtshilfliche Verlaufskontrollen empfohlen, um den Therapieerfolg der bluzuckerregulierenden Maßnahmen auch gut einschätzen zu können. Diese mittels

Ultraschall gemessenen „biometrischen" Daten (zum Beispiel der Bauchumfang des Babys) werden laufend erfasst und entsprechend dokumentiert. Bei etwa 20 % aller betroffenen schwangeren Frauen wird die Ernährungstherapie noch zusätzlich pharmakologisch unterstützt. Da wir in der Schwangerschaft generell mit Medikamenten zurückhaltend sind (auch bei Gestationsdiabetes), geben wir in solchen Fällen zusätzlich Insulin. Oft genügt eine Injektion, die einmal täglich (häufig abends vor dem Schlafengehen) gegeben wird, seltener ist die mehrmals tägliche Gabe von Insulin erforderlich, um die Blutzuckerwerte in einem vordefinierten Zielbereich zu halten. Zusätzlich zur Ernährung sollte auf ausreichend Bewegung geachtet werden, etwa zügiges Spazierengehen, Nordic Walking oder Aquaaerobic. Experten empfehlen hinsichtlich körperlicher Bewegung eine Mindestdauer von zwei Stunden pro Woche, die einzelne Bewegungseinheit sollte jeweils 30 bis maximal 60 Minuten dauern.

Nach der Entbindung
Ein während der Schwangerschaft gut begleiteter Gestationsdiabetes ist die beste Voraussetzung für einen guten Geburtsverlauf. Auch Stillen wirkt sich auf den Blutzucker günstig aus, durchaus auch langfristig.
Der Gestationsdiabetes ist aus zwei Gründen bedeutsam:

> Erstens kann er den Schwangerschafts- und Geburtsverlauf beeinflussen. Und zweitens gibt ein Gestationsdiabetes Hinweis auf ein zukünftiges erhöhtes Diabetesrisiko für die junge Mutter. Oft ist es ein klassischer Typ-2-Diabetes, der vielleicht fünf Jahre nach Entbindung oder auch erst nach zehn oder zwanzig Jahren auftreten kann. Oder durchaus auch ganz ausbleiben kann. Es ist jedenfalls gut, über dieses erhöhte Risiko Bescheid zu wissen.

Manchmal schließt sich ein manifester Diabetes nach kurzer Zeit gleich an die Entbindung an, deshalb empfehlen wir, zunächst unmittelbar nach der Entbindung den Blutzucker zu messen (in über 90 % der Fälle von Gestationsdiabetes normalisiert sich dieser gleich wieder). Es wird zudem empfohlen, etwas später den oralen Glukosetoleranztest (OGTT) zu wiederholen – etwa drei bis sechs Monate nach der Entbindung. Betroffene Frauen haben zwar demnach ein erhöhtes Diabetesrisiko, andererseits aber auch die große Chance, dieser Entwicklung frühzeitig und im besten Falle rechtzeitig entgegenzutreten. So gelingt es vielen Frauen, durch einen guten Lebensstil den Diabetes wenn nicht ganz zu verhindern, so doch wesentlich hinauszuzögern.

Schwangerschaft und Typ-1-Diabetes
Natürlich können auch Frauen mit Typ-1-Diabetes schwanger werden. Kinderwunsch bei vorbestehendem Diabetes bedarf allerdings immer der sorgfältigen Planung und Aufmerksamkeit, möglichst frühzeitig. Also im Idealfall bereits dann, wenn die Familienplanung erstmals ein Thema wird.

Der Blutzucker sinkt oft im ersten Trimenon (etwa bis zur 12.–14. Woche), manchmal bemerkt die Betroffene dann, dass sie schwanger ist, wenn der Blutzucker plötzlich nach unten ausschlägt. Das Ziel der Blutzuckerführung während der gesamten Schwangerschaft ist dann nicht nur das Wohl der werdenden Mutter, sondern auch die gesunde Entwicklung des Babys im Mutterleib. Hier ist eine engmaschige und kompetente Betreuung unbedingt erforderlich. Dies bedeutet, dass häufige Kontrollen nicht nur beim Frauenarzt/bei der Frauenärztin bzw. beim Geburtshelfer/bei der Geburtshelferin an der Tagesordnung sind, sondern auch im Diabeteszentrum. Auch während der Schwangerschaft haben sich neue Technologien in der Anwendung als überaus hilfreich erwiesen. Unmittelbar nach der Entbindung sinkt der Insulinbedarf dramatisch, was in der diabetologischen Betreuung rund um die Geburt berücksichtigt werden muss. Auch in dieser Phase ist eine enge Zusammenarbeit aller beteiligten Gesundheitsdisziplinen (Diabetes, Geburtshilfe, Neonatologie/Pädiatrie) entscheidend.

Diabetes im Alter – 60 plus!
Die Behandlung alter Menschen bringt oft besondere Herausforderungen mit sich (siehe Tabelle). Wann das „Alter" nun tatsächlich beginnt, ab wann wir also vom „alten" Menschen mit Diabetes sprechen, ist noch Gegenstand kontroverser Diskussionen. Aber es stimmt schon, jeder ist so alt, wie er sich fühlt. Das ist auch gut so. Und für manch einen von uns gilt dann ja die ungeschriebene Regel: Alter ist gleich eigenes Alter plus ein Jahr. Wenn ich daher Menschen jenseits von 60 Jahren als „alt" bezeichne, dann nur deshalb, weil die in der Folge beschriebenen Phänomene und Beobachtungen eben mit zunehmendem Alter generell zunehmen, es handelt sich dann auch um natürliche Alterungsprozesse.

Was macht also den Diabetes im fortgeschrittenen Alter so besonders, so anders? Zum einen bestehen in dieser Altersgruppe häufig auch schon andere Krankheiten, zumindest das eine oder andere „Wehwehchen". Das ist deswegen von Bedeutung, weil auch diese „Begleiterkrankungen", wie wir Ärztinnen und Ärzte gerne dazu sagen, der Beachtung bedürfen, etwa wenn es gilt, Medikamente zu verschreiben. Oder auch, wenn Therapieziele festzulegen sind. So beeinflusst etwa eine bestehende Abnutzung der Kniegelenke (Arthrose) die verordnete Bewegungstherapie (eher kein forsches Gehen oder Laufen). Bei einer schweren Krankheit wird eine sehr aufwändige Diabetestherapie (z.B. mehrfach tägliche Insulininjektionen) nach Möglichkeit vermieden, um eine vielleicht schon durch die Grunderkrankung eingeschränkte Lebensqualität nicht noch weiter zu beeinträchtigen. Auch werden mit zunehmendem Alter generell mehr Medikamente eingenommen – einmal hierfür, einmal dafür. Schnell ist dann eine Reihe verschiedener Medikamente

Besonderheiten bei Diabetes im Alter[1]

Besonderheit	Mögliche Lösung (Eigeninitiative)	Mögliche Lösung (Ihr Diabetesteam)
PatientIn hat auch andere Erkrankungen („Polymorbidität").	Das Team über alle Erkrankungen in Kenntnis setzen.	Begleiterkrankungen in den Behandlungsplan integrieren und Lösungen anbieten, die auch andere Erkrankungen berücksichtigen.
PatientIn hat schon viele Medikamente („Polypharmazie").	Aktuelle Medikamentenliste bei Kontakten mit dem Betreuungsteam dabei haben.	Ständig alle Medikamente auf mögliche Wechselwirkungen und auf Notwendigkeit der fortgesetzten Einnahme überprüfen; wenn sinnvoll, Medikamente auch wieder absetzen.
Allgemeine Lebenseinstellung unterscheidet sich mitunter von jüngeren Altersgruppen.	Selbst gut verstehen, wo die Prioritäten liegen, im Alltag, in der Lebensplanung.	Die Therapieziele individuell auf die jeweiligen Wünsche und Bedürfnisse abstimmen.
Ältere Personen sind mitunter auf die Hilfe anderer Menschen angewiesen.	In Absprache mit Bezugspersonen (Familie, Freunde etc.) erkennen, in welchen Bereichen Hilfe gebraucht wird.	Im Behandlungsplan ausdrücklich die Bereiche adressieren, in denen Hilfe von dritten Personen erforderlich ist (z.B. Blutzuckermessung, Insulininjektion).
Ältere Personen sind mitunter von funktionellen Einschränkungen betroffen, die den Umgang mit Diabetes erschweren können (z.B. Sehschwäche, Hörschwäche).	Funktionelle Schwächen möglichst frühzeitig erkennen und – wenn möglich – behandeln (z.B. Brille, Hörhilfe, Gehhilfen).	Nach funktionellen Schwächen gezielt suchen und im Betreuungsplan darauf Bezug nehmen (z.B. besonders deutliche Sprache im ärztlichen Gespräch bei Hörschwäche).
Ältere Menschen verwenden mitunter „alte" Kommunikationskanäle.	Offen sein für neue Wege der Kommunikation, z.B. Smartphone, E-Mail.	Den Kommunikationsfluss im Rahmen der Möglichkeiten und Gewohnheiten maßgeschneidert anbieten, Einbeziehung von Angehörigen.

[1]*Auswahl ohne Anspruch auf Vollständigkeit. Manche Punkte sind prinzipiell altersunabhängig (das heißt sie können in allen Lebensphasen auftreten); dennoch möchte ich die Punkte hier auflisten, da ich sie in meinem klinischen Alltag auch (und besonders) in der „älteren Generation" beobachtet habe.*

verschrieben. Da bedarf es unbedingt der sorgfältigen Überwachung: Wie passen die Medikamente zusammen, gibt es mögliche Interaktionen, wird die Wirkung des einen Medikaments etwa durch das andere verstärkt oder abgeschwächt? Kann das eine oder andere Medikament vielleicht für einen Zeitraum pausiert oder ganz abgesetzt werden? Auch stehen ältere Menschen mitunter in einer Betreuungssituation, um den täglichen Alltag gut bewältigen zu können (etwa eine 24-Stunden-Pflegehilfe). Auch da braucht es einen Behandlungsplan, der auf die häuslichen Gegebenheiten ganz besondere Rücksicht nimmt.

Das haben Kinder und alte Menschen gemeinsam

Wir Ärztinnen und Ärzte verschreiben gerne Medikamente, die sich in klinischen Studien als wirksam und sicher erwiesen haben. Strenge behördliche Auflagen garantieren Qualitätskriterien für ärztlich verschreibbare Medikamente. Diese Kriterien orientieren sich an einem Studienprogramm, das nach Standardkriterien abläuft. Das heißt, es sind Studien (also klinische Versuchsreihen an gesunden und auch von der Krankheit betroffenen Menschen) verpflichtend vorgesehen. Diese umfassen in der Regel mehrere tausend Personen. Allerdings: Unter diesen vielen Studienpatientinnen und -patienten sind nur selten Kinder und nur selten alte Menschen. Jedenfalls proportional deutlich weniger, als es unserer Bevölkerungsstruktur entsprechen würde. Das heißt, wir Ärztinnen und Ärzte verlassen uns häufig darauf, dass das, was sich bei Erwachsenen im mittleren Lebensalter gezeigt hat, auch an beiden Enden der Alterspyramide Gültigkeit hat. Also bei Kindern und auch bei alten Menschen. Das ist prinzipiell zulässig und wir Ärztinnen und Ärzte sind es auch gewohnt, diesen Umstand in unsere Therapieentscheidungen ständig einfließen zu lassen. Umso wichtiger ist die detaillierte Kenntnis der Studienergebnisse, damit es möglichst gut gelingt, die richtigen Therapieentscheidungen zu treffen, ganz besonders auch bei alten und hochbetagten Menschen mit Diabetes.

Diabetes bei Erkrankungen der Bauchspeicheldrüse

Insulin ist das zentrale Hormon bei Diabetes. Es wird in der Bauchspeicheldrüse hergestellt, gelagert und bei Bedarf in die Blutbahn freigesetzt. Dann kann das Insulin seine biologische Wirkung im ganzen Körper entfalten. Fehlt die Bauchspeicheldrüse (oder Teile davon, etwa nach einer Operation), so entwickelt sich oft ein „pankreopriver" Diabetes. Das heißt, durch Störungen der Funktion der Drüse (etwa infolge von Entzündungen) oder gar fehlende Teile (infolge einer Operation) ist nicht genug Insulin vorhanden und der Blutzucker steigt. In solchen Fällen ist fast immer Insulin Teil der Behandlungsstrategie. Da sehr oft auch der natürliche Gegenspieler des Insulins (Glukagon) fehlt oder nur mangelhaft vorhanden ist, kommt es bei dieser Form des Diabetes oft zu starken Schwankungen des Blutzuckers. Es steigt auch die Gefahr der Unterzuckerung, weswegen der „pankreoprive" Diabetes als eine Form des Diabetes gilt, die der besonderen Aufmerksamkeit und Expertise bedarf.

Übergewicht – so gelingt die Gewichtsabnahme

Ja, es kann gelingen. Erstens muss die Intervention auf vielen Ebenen erfolgen. Die Ernährung ist natürlich fundamental entscheidend; hier braucht es die Bereitschaft zur Verhaltensänderung, die Bereitschaft, lieb gewonnene Gewohnheiten zu hinterfragen und wenn nötig durch neue Gewohnheiten zu ersetzen. Ein weiterer Erfolgsfaktor hat sich in klinischen Studien herauskristallisiert: die Häufigkeit der Kontakte mit dem Behandlungsteam. Wer mehr und öfter Kontakt hat mit dem betreuenden Fachpersonal (Diätologinnen/Diätologen, Ärztinnen/Ärzte etc.), hat eine bessere Chance, auch tatsächlich Gewicht zu verlieren, und zwar nachhaltig, also nicht nur kurzfristig, sondern für einen langen und damit auch gesundheitlich relevanten Zeitraum.

Ähnlich wie bei der Behandlung des Diabetes lohnt es sich, sich die Zeit zu nehmen, um vor Beginn einer Maßnahme zunächst den Status quo festzuhalten, sorgfältig mögliche Ursachen und beteiligte Faktoren zu erkennen, die zum Übergewicht beitragen, und diese wenn nötig zu korrigieren (etwa eine Unterfunktion der Schilddrüse). Gerne befrage ich Patientinnen und Patienten auch nach der Familie.
„Frau Stark, wie groß und wie schwer sind denn Ihre Eltern, die Geschwister? Sind die auch etwas korpulent?"

Die Frage soll herauszufinden helfen, welchen Einfluss die Vererbung im konkreten Fall haben mag, welches Körpergewicht also in den Genen des/der Betroffenen festgeschrieben ist. Dabei sollten auch die Großeltern nicht vergessen werden, also eine Generation, die in einer Zeit gelebt hat, von der wir annehmen dürfen, dass der Einfluss der Umwelt noch geringer war als in heutigen Tagen. Also die Menschen noch nicht in einem derartigen Ausmaß einem Überangebot an hochkalorischen Nahrungsmitteln ausgesetzt waren, inklusive der entsprechenden Werbemaßnahmen („Coca-Colonisierung").

„Herr Doktor, ja auch meine Eltern und Großeltern waren eher stark gebaut."
Das heißt natürlich noch nicht, dass die Ursachen ausschließlich genetisch bedingt sind, also in die Wiege gelegt, angeboren sind. Wir wissen sehr gut, dass auch die Gewohnheiten, die Verhaltensmuster, die zu einer Gewichtszunahme führen (also im Wesentlichen die Fehlernährung und der Bewegungsmangel), innerhalb von Familien weitergegeben werden. Womit es schwierig ist, die erbliche Komponente isoliert zu betrachten. Gene und „adipogenes" Verhalten (also ein solches, das adipös/dick macht) spielen zusammen. Umso schwieriger wird es, eigenes Verhalten zu ändern und effizient gegenzuhalten. Die Familienanamnese führt dann schnurgerade zur Diskussion über das Behandlungsziel.

„Wie viele Kilos würden Sie denn gerne abnehmen, Herr Rund?"
Wenn die Antwort dann lautet (oder ähnlich) „Na ja, 20 Kilo hätte ich mir schon vorgestellt", dann ist es meine erste Aufgabe, die Erwartungen gleich einmal zu dämpfen.

Maßnahme	Hintergrund
Finden Sie ein Betreuungsteam.	Alleine Gewicht abzunehmen ist besonders schwierig und deshalb auch selten erfolgreich. Suchen Sie fachkompetente Hilfe und Unterstützung (DiätologInnen, ÄrztInnen etc.).
Setzen Sie sich realistische Ziele.	Die Ziele sollen nicht zu hoch gesetzt sein, beginnen Sie mit einem Zwischenziel (etwa zunächst das Gewicht einmal konstant zu halten).
Definieren Sie Ziele umfassend.	Eine Gewichtsabnahme hat in der Regel viele (positive) Effekte, die sich nicht alle auf der Waage messen lassen; zum Beispiel bessere Beweglichkeit, weniger Medikamente etc.
Nehmen Sie sich Zeit.	Sehen Sie das Abnehmen als „Projekt", jedes Projekt braucht zunächst Zeit, einen Plan, Leidenschaft in der Umsetzung, Mechanismen der Motivation.
Gehen Sie Ihren eigenen Weg.	Lassen Sie sich nicht (zu sehr) von außen beeinflussen (inklusive Social Media).
Legen Sie ein Maßnahmenbündel fest.	Es ist ein Projekt, deshalb braucht es viele kleine Schritte, natürlich in erster Linie hinsichtlich Ernährung und Bewegung, aber auch Maßnahmen des Stressabbaus, ausreichend Schlaf etc.
Legen Sie eine Verlaufskontrolle fest.	Studien haben deutlich gezeigt: Je öfter Sie mit dem Team in Kontakt stehen, desto besser ist das Ergebnis.
Dokumentieren Sie alle Maßnahmen.	Getreu dem Grundsatz, „was nicht geschrieben ist, ist nicht passiert", notieren Sie Ernährungsgewohnheiten, führen Sie ein Bewegungsprotokoll und teilen Sie die Aufzeichnungen so oft es geht mit Ihrem Betreuungsteam.
Dokumenieren Sie den Verlauf.	Verfolgen Sie den Fortschritt über die Zeit. Die Daten helfen Ihnen selbst und Ihrem Team, Ihre Stärken ebenso wie mögliche Schwachstellen zu erkennen und entsprechend darauf einzugehen.

Oft ist die Umkehr der aktuellen Entwicklung schon ein Erfolg, also das Gewicht zuerst einmal zu stabilisieren. Manchmal hilft dann auch die Messung der Körperzusammensetzung, um die Motivation noch einmal zu erhöhen. Mittels Elektroden, die an den Armen und Beinen angelegt werden (ähnlich wie bei einem EKG) kann der Anteil an Muskulatur vom Körperfett unterschieden werden. Diese BIA-Messung (Bioimpedanzanalyse) kann in wenigen Minuten durchgeführt werden. Im Verlauf kann dann mitunter – obwohl das Gesamtkörpergewicht unverändert geblieben ist – ein Erfolg anhand der Zunahme der Muskelmasse (zugunsten einer Abnahme des Fettanteils) dargestellt werden. Und mehr Muskel bedeutet auch mehr Energieverbrauch, womit der Grundstein gelegt ist für einen dann erst in der Folge einsetzenden Gewichtsverlust.

„Aber Herr Doktor, früher ist mir das alles so leicht gefallen, da konnte ich essen, was ich wollte, und habe trotzdem nicht zugenommen", höre ich dann oft.
„Ja, Herr Rund, das war damals, jetzt sagen Sie mir einmal, was mit zunehmendem Alter besser wird?"
Kurze Nachdenkpause.
Gerne füge ich dann hinzu: „Außer vielleicht das Bankkonto, wenn Sie gut wirtschaften."

Besonders in den mittleren Lebensjahren verändert sich der Körper deutlich in Richtung mehr Gewicht, die Muskulatur nimmt ab, dafür lagern wir mehr Fett ein, besonders um die Körpermitte. Bei Frauen kommen die Wechseljahre dazu. Oft trifft diese Phase der körperlichen Veränderungen auch auf Lebensphasen, die die gegenläufigen Faktoren vernachlässigen. Wir sitzen jetzt mehr, statt uns zu bewegen, im Beruf, in der Freizeit, und wir genießen das gute Essen und Trinken. Dieser (Gewichts-) Entwicklung gilt es aktiv entgegenzuarbeiten. Und deshalb ist es oft schon ein guter Erfolg, wenn das Gewicht schon einmal konstant gehalten werden kann.

Neben dem konkreten Behandlungsziel (das sich in Kilogramm recht leicht beziffern lässt) ist der Zeitplan ebenso wichtig. Wieder macht es Sinn, auch Zwischenziele zu definieren.
„Herr Rund, in den nächsten drei Monaten lautet das Ziel, das Gewicht stabil zu halten, also erst einmal nicht mehr zuzunehmen."

Mit dem Skalpell zur Sache
Zuletzt noch einige Worte zur Adipositaschirurgie. Tatsächlich ist es in den letzten Jahren gelungen, Menschen, die sehr stark übergewichtig sind, durch eine Operation zu einer mitunter sehr deutlichen Gewichtsabnahme zu verhelfen. Mit anderen Worten: mit dem Skalpell dem Übergewicht und auch dem Diabetes zu Leibe zu rücken. Kann das funktionieren? Und wie? Ja, das kann funktionieren. Im Prinzip verändert der Chirurg/die Chirurgin dabei den oberen Verdauungstrakt (Magen und Dünndarm) künstlich so, dass die zugeführte Nahrung nicht mehr wie gewohnt aufgenommen werden kann. Die Anatomie wird so verändert, dass nur mehr kleine Nahrungsmengen überhaupt gegessen werden können. Und das, was gegessen wird, geht dann so schnell durch den Magen und Darm, dass nur wenig davon „hängenbleibt", also auch tatsächlich in den Körper aufgenommen wird. Die Operation führt dabei bei vielen Menschen (mit und ohne Diabetes) zu einem deutlichen Gewichtsverlust und zu einer deutlichen Besserung verschiedener Stoffwechselparameter, inklusive zu einer Verbesserung des Blutzuckers nicht selten bis hin in den „nicht diabetischen" Bereich.

Die Operation stellt allerdings einen unwiderruflichen Eingriff dar, das sollte klar sein. Es gibt dann kein Zurück mehr, da ja die natürliche Anatomie des Verdauungstrakts grundlegend chirurgisch verändert wurde. Folgerichtig sollte nur nach reiflicher Überlegung operiert werden und alle erwarteten Vorteile sollten den möglichen Nachteilen sorgfältig gegenübergestellt werden. Auch auf lange Sicht, was besonders wichtig ist, handelt es sich doch bei vielen von Übergewicht Betroffenen um Menschen im mittleren Lebensalter.

Somit gilt auch ganz besonders für alle Verfahren der Adipositaschirurgie: Nur ein individueller, umfassender Behandlungsplan verspricht langfristige Erfolge. Derartige Eingriffe werden daher ausschließlich von dafür speziell ausgebildeten Chirurginnen und Chirurgen durchgeführt. Mit an Bord sind jedenfalls Fachärztinnen und Ärzte anderer Disziplinen, dazu auch Psychologinnen und Psychologen sowie Diätologinnen und Diätologen. Nur eine langfristige, lebenslange Nachbetreuung verspricht den nachhaltigen Behandlungserfolg.

Der/die schwierige Patient/in

Mitunter werden Patientinnen und Patienten, die die gesteckten Behandlungsziele nicht erreichen, als „schwierig" bezeichnet.

„Herr Doktor, ich bin schwierig einzustellen," höre ich dann sogar von den Betroffenen selbst.

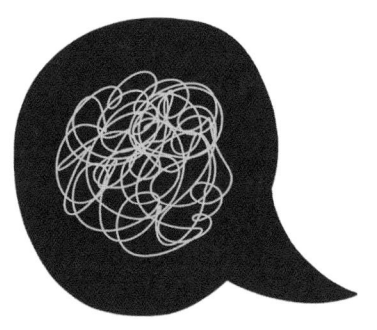
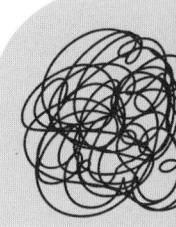

Eine besondere Herausforderung, die ich immer gerne annehme. Was sind die Ursachen, weswegen die Behandlungsziele nicht erreicht werden können, lautet dann die erste und naheliegende Frage. Die nachfolgende Tabelle listet einige häufige Ursachen auf, die dem/der „schwierigen" Patienten und Patientin im Wege stehen.

Besonders häufig beobachte ich eine mangelhafte oder ganz fehlende Übereinstimmung bei der Festlegung der Behandlungsziele. Während der behandelnde Arzt/die behandelnde Ärztin etwa ganz die Organfunktionen im Fokus hat (Therapieziel etwa: HbA_{1c}, Gefäßschutz), möchte der/die Betroffene vielleicht einfach nur Beschwerdefreiheit und ein entsprechend möglichst einfaches Therapiekonzept. Die „noncompliance" des Patienten/der Patientin ist dann nichts anderes als Ausdruck eines Missverständnisses hinsichtlich der Behandlungsmodalitäten und Behandlungsziele. Der/die Betroffene macht dann bewusst oder unbewusst einfach nicht das, was der Arzt/die Ärtzin für (und nicht in Kooperation mit) den/die Betroffene/n festgelegt hat.

Ursache	Kommentar/mögliche Lösung
Der Diabetes ist nicht ausreichend definiert.	Sorgfältige Unterscheidung der Diabetesformen
Die Behandlungsziele sind nicht ausreichend klar definiert.	Behandlungsplan als bilaterale Übereinkunft (Patient/in – Arzt/Ärztin)
Ziele von PatientIn und ÄrztInnen weichen (zu weit) voneinander ab.	Fortgesetzte Diskussion über die Ziele der Behandlung; Prinzip des „shared decision making"
Falsche Strategie/falscher oder mangelhafter Plan	Ständiges Überprüfen der Behandlungsmodalitäten – z.B.: Stimmt die gewählte Insulinstrategie noch?
Richtige Strategie, aber Mängel in der Umsetzung	Was sind die Hürden für den/die Patienten/in, die im Wege stehen? Wie kann das Behandlungsteam helfen?
Mangelnde Darstellung des zugrundeliegenden Problems. Oder das Problem ist nicht erkennbar oder durch den/die Patienten/in nicht artikulierbar.	Hindernis lässt sich nicht darstellen, oft durch Mangel an Zeit, Barrieren in der Kommunikation etc.
Es besteht eine Begleiterkrankung, die den Diabetes wesentlich beeinflusst.	Etwa eine Depression, die die Gesamtsituation wesentlich beeinflussen kann. Umfassende Betreuung des/der Patienten/in durch Ärztin/Arzt bzw. Team – nicht nur des „Blutzuckers".
Es besteht eine spezielle Lebenssituation, die das Erreichen des Behandlungsziels erschwert/unmöglich macht.	Etwa für Jugendliche beim Übergang ins Erwachsenenalter; Verlust des Jobs, Verlust einer Bezugsperson, Trennung etc. Temporäre Anpassung der Behandlungsziele oft ausreichend.

Kostenerstattung durch die Krankenkassen

Die Relevanz dieses Themas erwächst aus der Besonderheit in der Finanzierung gesundheitlicher Leistungen. Wenn Sie ein Produkt des täglichen Lebens erwerben (etwa einen neuen Küchentisch), dann sind Sie Käufer/in, Zahler/in und Konsument/in zugleich. Das macht den Prozess einfach und transparent. Sie entscheiden sich für ein Produkt, zahlen dafür den vereinbarten Preis und sehen sich dann als Nutznießer/in der Anschaffung. („Endlich ein Tisch, der groß genug ist für uns alle.")

Wenn es um die Gesundheit geht, ist der Prozess deutlich komplexer. Wenn Sie etwa zum Wahlarzt/zur Wahlärztin gehen, dann kaufen Sie (eine medizinische Leistung, den Besuch beim Arzt/bei der Ärztin) und zahlen Sie (ebendiese Leistung) und konsumieren Sie (ebendiese Leistung). Die Komplexität beginnt im Krankenkassensystem bereits, wenn Sie Ihr Arzt/Ihre Ärztin mit einem Rezept in die Apotheke schickt. Dann hat diese/r eine „Kauf"entscheidung getroffen (in Ihrem Sinne), die öffentliche Hand (Krankenkasse) ist dann der/die Zahler/in (also wir alle, inklusive Sie selbst) und Sie selbst sind schließlich der/die Konsument/in (also Nutznießer/in des Medikaments). Diese Dreiteilung kommt in allen Bereichen der kassenärztlichen Kostenerstattung zum Tragen (insbesondere, wenn Sie niedergelassene Ärzte bzw. Ärztinnen mit Kassenvertrag aufsuchen oder ein Spital).

Kostenerstattung bei Diabetes

Die zeitgemäße Betreuung chronischer Erkrankungen ist naturgemäß mit Kosten verbunden, die schon jetzt hoch sind und weiter steigen werden. Diese Entwicklung ist in allen Bereichen der modernen Medizin zu beobachten, bedingt vornehmlich durch die Errungenschaften der Forschung und die demografische Entwicklung (Alterspyramide). Allerdings gilt es zu bedenken, dass die Kosten, die heute anfallen, späteres Leid verhindern (und die dann mit dem Leid verbundenen Kosten, etwa bei Spitalsaufenthalten). Dieser Zusammenhang lässt sich gerade bei Diabetes sehr gut nachweisen, weshalb auch viele moderne Maßnahmen in Österreich vom öffentlichen System getragen werden. Konkret heißt das, dass die Kosten für Diagnostik und Behandlung von den Krankenkassen übernommen werden. Unser (öffentliches) Gesundheitssystem verfügt über entsprechende Mechanismen, diese Kostenerstattung umzusetzen. So werden etwa die Medikamente bestimmten Kategorien zugeordnet, woraus sich die Kostenerstattung bei ärztlicher Verschreibung ableiten lässt. Diese Mechanismen gelten in der Diagnostik etwa für Blutzuckermessstreifen (die Anzahl der Streifen, deren Kosten übernommen werden, richtet sich dabei nach der jeweiligen Therapieform des Diabetes) und für die modernen Glukosesensoren. In der Therapie gelten die Erstattungsregeln für bestimmte Medikamente, für die Injektionstherapien (bestimmte Insuline, GLP-1- RAs) wie auch für Insulinpumpen. Die entsprechenden Erstattungskriterien sind festgelegt, deren Anwendung bringt jedoch einen nicht unerheblichen administrativen Aufwand mit sich. Auch bietet das System die Möglichkeit, im Einzelfall Lösungen zu finden, was aus meiner Erfahrung immer wieder auch im Sinne der Interessen der Betroffenen gelingt. Jedenfalls wünschen wir uns alle klare Vorgaben (die auf Evidenz begründet sind) sowie einen transparenten Prozess der Entscheidungsfindung, der Raum lässt für faire Lösungen im Einzelfall. Als Diabetesteam fühlen wir uns hier jedenfalls als Fürsprecher der Betroffenen und unterstützen gerne den kassenärztlichen Prozess zur Erstattung der Behandlungskosten.

Mythen – Fakt oder Fake?

Im folgenden Abschnitt möchte ich einige Mythen entlarven, die rund um den Diabetes kreisen und kolportiert werden. Hartnäckige Gerüchte, die immer wieder auftauchen, aber der wissenschaftlichen Grundlage entbehren. Meist sind die Mythen (zu) gut, um wahr zu sein, gerade deshalb spielen sie aber mit der Hoffnung (oder der Verzweiflung) der Betroffenen. Grund genug, um diese falschen Mythen zu entlarven und zurechtzurücken. Niemand soll (bewusst oder unbewusst) in die Irre geleitet werden.

Mythos Nummer 1: Diabetes ist heilbar

Eine Behauptung, hinter der sich – allzu verständlich – große Hoffnungen verbergen. Deshalb werden zu diesem Thema ganze Bücher geschrieben. Die kurze Wahrheit ist leider: Nein, Diabetes ist nicht heilbar. Das ist aber nur auf den ersten Blick eine schlechte Nachricht. Zunächst ist die Hoffnung auf Heilung nur allzu gut zu verstehen. Wer krank ist, möchte geheilt werden. Wenn ich Fieber habe, eine Lungenentzündung etwa, dann bin ich „heil"-froh, wenn ich wieder gesund bin. Die Krankheit ist abgeheilt, alles ist dann wieder gut, jedenfalls so wie zuvor. Wenn eine Gewebswucherung chirurgisch entfernt wird, dann bin ich nach der Operation wieder gesund, geheilt. Also ist alles wieder gut. Daraus entsteht der verständliche Wunsch, auch beim Diabetes Lösungen zu suchen, die dazu führen, dass der Diabetes wieder von der Bildfläche verschwindet. Ein für allemal. In der medizinischen Literatur findet man tatsächlich einige Beispiele, die nahelegen, dass eine „Heilung" möglich ist. Diese Berichte werden dann gerne für die Laienpresse aufbereitet. Dabei werden unter kontrollierten Bedingungen (in klinischen Studien) Maßnahmen ergriffen und deren Auswirkungen auf den Diabetes untersucht. Zum Beispiel wird ein Medikament verabreicht, worauf der Blutzucker in den Normalbereich sinkt (z.B. ein HbA_{1c}-Wert von 7,7 % sinkt auf 5,5 %). Oder ein übergewichtiger Patient bekommt eine Magenbypassoperation und der Blutzucker sinkt (z.B. gemessen am HbA_{1c}, der von 7,5 % auf 5,5 % sinkt). Oder durch eine spezielle Diät, z.B. Low-Carb, kommt es nicht nur zu einem Gewichtsverlust, sondern es sinkt auch der Blutzucker (HbA_{1c} sinkt von 7,5 % auf 5,5 %). Wir haben also in allen drei Beispielen einen (hier: hypothetischen) Patienten, der vor der Intervention (Tablette, Operation, Diät) eindeutig die Diagnose Diabetes trägt und nach der Intervention (gemessen am HbA$_{1C}$) eindeutig als Nicht-Diabetiker zu bezeichnen ist.

Heilung oder doch eher Normalisierung des Blutzuckers?

Denken wir zunächst kurz zurück an die Entstehung des Diabetes, denken wir daran, welche und vor allem wie viele Organe daran beteiligt sind. Und denken wir daran, wie sich der Diabetes oft langsam unter Mitwirkung nicht nur der genetischen Ausstattung, sondern ganz entscheidend unter Einwirkung der Umweltfaktoren (inklusive Lebensstil) entwickelt. Und wie komplex dann die Auswirkungen sind, die der erhöhte Blutzucker in den Organen, in den Blutgefäßen hinterlässt. Und denken wir zuletzt daran, dass der Diabetes auch eine Alterserscheinung ist, insbesondere der häufige Typ-2-Diabetes. Die Bauspeicheldrüse wird über die Jahre müde, Insulin zu produzieren (die Insulinsekretion nimmt mit dem Alter ab), andere Organe werden müde, das vorhandene Insulin in ihre Zellen aufzunehmen (auch die Insulinresistenz verschlechtert sich mit dem Alter, indem sie zunimmt). Vor diesem Hintergrund ist es nicht unbedingt naheliegend oder gar wahrscheinlich, dass eine kurzfristige Intervention (sei sie auch noch so einschneidend, wie etwa eine Magenoperation) zur Heilung des Diabetes führt, insbesondere auf lange Sicht.

Jetzt die gute Nachricht

Wenn wir also besser nicht von Heilung sprechen wollen, so kann doch der Blutzucker wieder normalisiert werden, und auch durchaus für einen längeren Zeitraum. Das ist immer ein Vorteil für Betroffene, auch weil eine möglichst langanhaltende Zeitperiode in der Normoglykämie (normaler, „nicht diabetischer" Blutzucker) auch die zugehörigen Organe schützt, die ja wiederum für ein Fortschreiten des Diabetes verantwortlich sind (wiederum die Bauspeicheldrüse und die insulinempfindlichen Organe Leber, Muskulatur und Fettgewebe). Eine Blutzuckernormalisierung über einen – mitunter überraschend langen –Zeitraum haben Medikamente erreicht, die Chirurgie und auch Diäten. Das ist absolut großartig.

Die Frage an dieser Stelle ist demnach nicht, ob der Diabetes verschwindet im Sinne einer „Heilung", sondern vielmehr für wie lange der Blutzucker wieder normalisiert werden kann. Alle Untersuchungen, die in diesem Zusammenhang häufig zitiert werden, überblicken einen Zeitraum, der für klinische Belange recht unerheblich ist. Also zum Beispiel sechs Monate oder auch ein bis zwei Jahre bei schon längerer Nachbeobachtung. Das ist nicht sehr lange, wenn wir bedenken, dass der Diabetes heute schon einmal 50 Jahre dauern kann oder sogar mehr.

Mythos Nummer 2: Ist eh nur ein leichter Zucker

Der Blutzucker ist eine kontinuierliche Messgröße in Bezug auf seine biologische Wirkung. Das heißt, es gibt einen sehr weiten Bereich, innerhalb dessen sich der Blutzuckerwert bewegen kann. Während ein Normalwert um die 100 liegt, kann der Wert im akuten Krankheitsfall auf mehrere Hundert ansteigen. Es ist ein Messwert, der eine Bandbreite aufweist. Ab einem bestimmten Wert (und bei wiederholter Messung) sprechen wir Ärztinnen und Ärzte dann von einem Diabetes. Damit lässt sich recht einfach eine Diagnose stellen.

Was passiert aber, wenn der Wert gerade einmal knapp unter diesem Grenzwert liegt? Dann sprechen wir vom Prädiabetes, das heißt, der Zucker ist bereits hoch, aber noch nicht so hoch, dass wir Medikamente einsetzen, um den Zucker zu senken. Sehr wohl empfiehlt es sich aber, bereits in dieser frühen Phase (denn sehr viele Menschen mit Prädiabetes entwickeln in der Folge einen manifesten Diabetes) die bekannten Maßnahmen der Lebensstiländerung in Angriff zu nehmen. Einen „leichten" Zucker zu ignorieren, ist daher aus zwei Gründen nicht ratsam:

> zum einen, weil die Wirksamkeit der nicht medikamentösen Maßnahmen gerade in der frühen Phase (also wenn der Zucker noch nicht allzu hoch ist) deutlich besser ist und
> zum anderen, weil auch Blutzuckerwerte im hochnormalen („prädiabetischen") Bereich möglicherweise bereits die Blutgefäße verkalken lassen – ein Mechanismus, den wir jedenfalls verhindern möchten.

Mythos Nummer 3: Endstation Insulin

Insulin bildet einen Baustein in der Kette möglicher Medikamente, die bei Diabetes verabreicht werden. Keineswegs ist Insulin als letzte Insel zu sehen. Insulin unterstützt Betroffene, wenn die körpereigene Produktion nicht mehr ausreicht, um den Bedarf zu decken. Injektionshilfen und eine Vielzahl von Insulinen mit sehr unterschiedlichen pharmakologischen Eigenschaften bieten heute eine reichhaltige Palette zur Auswahl. Neue Entwicklungen versprechen ultra*lang* wirksame Insuline (etwa solche, die nur einmal pro Woche verabreicht werden), und ultra*schnell* wirksame Insuline (die besonders in Kombination mit Insulinpumpen zum Einsatz kommen). Insulin ist also keineswegs eine Endstation, sondern nicht mehr (aber auch nicht weniger) als eine wichtige und wertvolle Option in der Behandlung des Diabetes.

Mythos Nummer 4: Wer Zucker hat, ist selbst schuld

Während der Vorbereitung für dieses Buch stellte ich erstaunt fest, dass die Suche nach Büchern zum Thema „Diabetes" zu 70 % Kochbücher ergab. Daraus könnte man ableiten, dass dem Diabetes durch Kochen beizukommen ist. Sehr vereinfacht und verkürzt dargestellt lautet die Gleichung dann: Diabetes ist gleich Kochen, daher ist gutes („richtiges") Essen gleichzusetzen mit kein Diabetes. Wer nur alles richtig macht beim Essen, bekommt auch keinen Diabetes. Dieser Argumentation folgend gibt es dann auch hier und dort Ratgeber, die Heilung von Diabetes versprechen, wenn nur die Ernährung entsprechend umgestellt wird. Und fertig ist der Mythos. Wer Diabetes hat, ist also selbst schuld. Diese Ansicht ist nicht nur meilenweit zu kurz gegriffen (bei aller Bedeutung der gesunden Ernährung bei Diabetes, und nicht nur dort), sondern sie tut den Betroffenen auch gravierend Unrecht.

„Herr Doktor, ich trau mich schon gar nichts mehr essen, alles hab ich schon versucht, und der Blutzucker ist noch immer hoch", höre ich dann immer wieder.

Ein fundamentales Missverständnis, dass potenziell sogar gefährlich ist. Etwa wenn dadurch die rechtzeitige Einleitung einer wirksamen Behandlung verzögert wird. Wie ich auch in diesem Buch ausführe, bietet die Verbesserung von Maßnahmen des Lebensstils (Ernährung und Bewegung) große Chancen, auch den Blutzucker zu verbessern. Niemand ist allerdings selbst schuld, wenn der Zucker hoch ist.

Mythos Nummer 5: Ein bissl Alkohol/ein bissl Rauchen schadet eh nicht

Zu allen Zeiten und in den allermeisten Kulturen verwendeten und verwenden wir Menschen Rausch- und Genussmittel. Meine ärztliche Aufgabe ist es, die Auswirkungen dieser Substanzen auf den menschlichen Körper zu analysieren und daraus Empfehlungen abzuleiten, die unsere Gesundheit betreffen. Daneben gilt es, die kulturellen, gesellschaftlichen und wirtschaftlichen Komponenten zu betrachten. Schnell wird erkennbar, dass die rein gesundheitlichen Aspekte mit all den anderen Aspekten nicht immer übereinstimmen, ja sogar mit ihnen in Konkurrenz stehen können.

Aus rein medizinischer Sicht gibt es keine belastbaren Argumente für den Gebrauch der Genussmittel Alkohol oder Tabak. Ich beschränke mich hier auf die somatischen, also rein biologisch-körperlich nachweisbaren Effekte der Substanzen, außer acht lasse ich mögliche Wirkungen im sozialen Kontext (Stichwort Geselligkeit, Genuss etc). Diese Effekte lassen sich allerdings mit wissenschaftlichen Methoden, sei es in der klinischen oder auch epidemiologischen Forschung, auch nur schwer untersuchen. Deshalb sind auch die vermuteten günstigen Wirkungen streng wissenschaftlich betrachtet nur schwer nachweisbar. Wohl zeigen epidemiologische Studien Hinweise auf einen Nutzen des oft zitierten „täglichen Gläschen Weins, am besten Rotwein", neuere Studien sprechen allerdings gegen diese Empfehlung. Betrachtet man die biologischen (vornehmlich toxischen) Wirkungen von Alkohol im Reagenzglas, dann ist eine günstige Wirkung im menschlichen Körper auch nicht unbedingt zu erwarten.

In Summe: Ein Glas Bier oder Wein dann und wann ist sicher kein Problem, aber bitte nicht im Namen der Gesundheit.

Über die Effekte des Rauchens auf unsere Gesundheit muss man eigentlich nicht viel schreiben, so eindeutig sind die Befunde, dass die entsprechenden Gefahren heute von jedermann auf den Packungen ablesbar und transparent sind.

Mythos Nummer 6: Wer (zu viel) Zucker isst, wird zuckerkrank

Zucker und Süßigkeiten allein führen nicht zu Diabetes. Ein übermäßiger Verzehr von Süßigkeiten, Zucker und fettreichen Lebensmitteln kann jedoch zu Übergewicht und Fettleibigkeit (Adipositas) führen, was wiederum die Entwicklung von Typ-2-Diabetes begünstigt. Weitere Ursachen für Typ-2-Diabetes sind genetische Faktoren, Rauchen und Bewegungsmangel. Wir empfehlen immer eine ausgewogene Ernährung mit reichlich Gemüse, Salat, Hülsenfrüchten und einer Verminderung des Fettgehalts der Speisen. Sie finden weitere Details zur hochkomplexen Entwicklung eines hohen Blutzuckers hin zum Diabetes in Kapitel 1.

Die Rolle der Pharmaindustrie

Wir haben bereits das Thema Medikamentenentwicklung erwähnt. Hier möchte ich einige Zusammenhänge aufzeigen, die vor allem für unser ärztliches Handeln von Relevanz sind. Aber auch für uns alle, die wir als „Konsumentinnen und Konsumenten" und Kundinnen und Kunden der Pharmaindustrie (indem wir Medikamente einnehmen) durchaus auch davon profitieren können, Hintergründe besser zu verstehen.

Aus der Sicht der Industrie

Um ein Medikament zu finden, das nicht nur gut wirksam ist (zum Beispiel den Blutzucker senkt), sondern auch sicher in der Verwendung (also keine oder möglichst wenige Nebenwirkungen aufweist), muss viel Geld in die Hand genommen werden. Außerdem dauert die Entwicklung lange (in der Regel mehrere Jahre) und sieht sich mit zahlreichen Hürden konfrontiert. Dementsprechend hoch ist auch das Risiko, im Verlauf der Entwicklung auch einmal zu scheitern. Ein solch hohes Risiko gehen nur Unternehmungen ein, die nicht nur die entsprechende Expertise aufweisen, sondern auch ein gutes Finanzpolster und eine gute strategische Planung über einen langen Zeitraum mitbringen. Viele dieser Firmen agieren international, oft weltweit und sind auch nicht selten an den Börsen notiert, wonach sich zwangsläufig eine Orientierung am Gewinn ergibt. Die Früchte eines Erfolgs können sehr üppig sein, sehr oft endet die Entwicklung eines neuen Medikaments aber auch als Flop. Neben der Entwicklung von Medikamenten sorgt die Branche für Produktion und Verteilungslogistik, damit die Arzneien laufend und lückenlos für den Einsatz zur Verfügung stehen. Es liegt dann an uns „Konsumentinnen und Konsumenten", den optimalen Einsatz der „Endprodukte" (Medikamente) sicherzustellen. Dabei spielen wir Ärztinnen und Ärzte natürlich eine zentrale Rolle.

Aus der Sicht der Ärztinnen und Ärzte

Die Entwicklungen auf dem Medikamentensektor sind eindrucksvoll. Alle paar Monate gibt es Neuerungen, neue Substanzen, die immer bessere Wirksamkeit und höhere Sicherheit in Aussicht stellen. In meiner ärztlichen Arbeit, insbesondere aber auch in der Ausbildung nachrückender Kolleginnen und Kollegen, ist es mir ein ganz besonderes Anliegen, das Bewusstsein für wissenschaftliche Evidenz zu schärfen. Die wissenschaftliche Evidenz, die uns in Form von Studien fortgesetzt angeboten wird (z.B. auch von der Industrie) bedarf der ausgewogenen, vorurteilsfreien und fachkundigen Beurteilung. Die Fähigkeit, die Daten, die wir – da öffentlich zugänglich – mit wenig Aufwand aus den Fachpublikationen extrahieren können, auch interpretieren und in ihrer Relevanz einordnen zu können, stellt eine wichtige ärztliche Kernkompetenz dar. Die Ausbildung dieser Fertigkeiten bedarf der kompetenten Anleitung und ständiger Übung. Diese Fähigkeit ist ganz besonders wichtig, wenn es darum geht, neue Medikament in der Klinik auch tatsächlich zum Einsatz zu bringen. Denn: Nicht alles, was neu ist, ist auch zwangsläufig besser als das Etablierte. Hier gilt es, immer wieder nach streng evidenzbasierten Kriterien (den Fakten) die Spreu vom Weizen zu trennen. Nicht ein X für ein U zu nehmen.

Aus der Sicht der Patientinnen und Patienten

Die pharmazeutische Industrie entwickelt und verkauft also (neue) Medikamente, die wir Ärztinnen und Ärzte zur Behandlung von Krankheiten verschreiben. Der richtige Einsatz der Substanzen obliegt also uns, und wir nehmen diese wichtige Aufgabe gerne wahr. Darunter fällt der fachgerechte Einsatz der Substanzen, aber auch eine fachgerechte Beurteilung der Vor- und möglichen Nachteile, besonders bei neueren Medikamenten. In dieser Aufgabe werden wir von Fachexpertinnen und -experten unterstützt, anhand von Fachvorträgen oder klinischen Leitlinien, die unser tägliches ärztliches Handeln unterstützen. All das mit dem Ziel, Ihnen und uns allen (als Patientinnen und Patienten) maximal wirksame und maximal sichere Arzneien zukommen zu lassen.

Diabetes in der Krise

Krisen sind Teil unseres Lebens, und jede Krise bedeutet für Betroffene eine spezielle Herausforderung. Trifft die Krise auf eine schwierige Lebenssituation (etwa bei chronischer Krankheit wie Diabetes), ist schnell Feuer am Dach. Krisen sind als solche sehr oft nicht zu vermeiden, also schicksalhaft. Vorbeugung ist allerdings möglich und sinnvoll. Es gilt, gewappnet zu sein, damit die Krise keinen (übermäßigen) Schaden anrichtet oder nachhaltige, nachteilige Folgen nach sich zieht.

Äußere Krise (Pandemie)

Wir leben heute in einer Welt, die Sicherheit verspricht. Ungeachtet dessen können äußere Umstände unser Leben ins Wanken bringen, wie etwa Pandemien,

Wirtschaftskrisen, Klimakrisen oder gar kriegerische Auseinandersetzungen. Diese Krisen sind oft nicht vorhersehbar, ebenso wenig wissen wir, wie sich die Krise auf uns selbst im Einzelfall auswirkt. Wenn man auch das Besondere einer Krise nicht vorhersehen kann, so gibt es doch die Möglichkeit, sich darauf prinzipiell vorzubereiten, sich zu wappnen. Um dann im Krisenfall besser und schneller reagieren und möglichst auch noch proaktiv agieren zu können.

Eine gute Blutzuckereinstellung gehört hier sicher dazu. Wenn sich dann in turbulenter Zeit die Einstellung verschlechtert, gibt es noch einen Puffer, innerhalb dessen die Auswirkungen weiterhin gut kontrollierbar sind und keinen unmittelbaren Schaden anrichten. Ist der Blutzucker über einen Zeitraum (bereits vor der Krise) hoch, kommt es dann womöglich bei Eintreten einer Krise bald zur Blutzuckerentgleisung mit akutem Handlungsbedarf. Bei Krisen, die dann noch die Gesundheit betreffen, ist eine „gesunde“, also möglichst optimale Blutzuckereinstellug besonders wichtig, um Schaden abzuwenden (die jüngste Corona-Krise hat dies eindrucksvoll gezeigt). Weiters lohnt es, als Betroffene einige logistische Überlegungen anzustellen, was das Material betrifft, das für den Alltag mit Diabetes erforderlich ist (etwa Insulin, Pen, Pumpe, Messstreifen etc.). Auch empfehle ich unbedingt, fortlaufenden engen Kontakt zu pflegen mit betreuenden Ärztinnen und Ärzten wie auch dem gesamten Diabetesbetreuungsteam. Auch hier haben Erfahrungen aus jüngster Zeit (Pandemie) gezeigt, dass in vielen Fällen eine gute Betreuung auch aus der „Ferne“ über einen Zeitraum von einigen Monaten durchaus möglich ist – insbesondere unter Ausschöpfung telemedizinischer Möglichkeiten. Das beginnt mit einem einfachen Telefonanruf, der umso effektiver ist, je besser die beiden Gesprächspartner (Arzt/Ärztin – Patient/Patientin) einander bereits aus zurückliegenden persönlichen Kontakten kennen.

Auch der Austausch von Daten in Echtzeit ist unter Zuhilfenahme heutiger Technologien mit wenig Aufwand möglich. Um diese Möglichkeiten nutzen zu können, braucht es aber neben der Technik vor allem ein Einverständnis über die Art und Weise, wie der Datenaustausch und dann die ärztliche Visite auch tatsächlich stattfinden können. All das ist bereits im Vorfeld der Krise zu klären, also zum ehestmöglichen Zeitpunkt. Für den Ernstfall sollte dann bekannt sein, wen ich erreichen kann und wann und auf welche Art und Weise, um im Krisenfall rasch eine tragfähige Kommunikationslinie herstellen zu können. Und so gefährliche Auswirkungen einer Krise so weit wie möglich hintanzuhalten.

Innere Krise
Ein Diabetes besteht über viele Jahre und Jahrzehnte. Alle Betroffenen durchlaufen in dieser Zeit die eine oder andere Krise, sei sie persönlicher, familiärer, beruflicher oder gesundheitlicher Natur. In solchen Phasen ist es besonders wichtig, nicht den Faden zu verlieren und die mitunter aufwändigen Maßnahmen rund um den Diabetes nicht

aus den Augen zu verlieren. Außerdem heißt es, die eigenen Bedürfnisse nicht hintanzuhalten, so schwierig das in Krisenzeit auch sein mag. In diesen Lebensphasen hilft ein Diabetesteam, zu dem Vertrauen besteht und von dem Verständnis und Unterstützung durchaus erwartet werden kann. Auf die vielen Möglichkeiten, persönliche Krisen aktiv zu bewältigen, gehe ich hier nicht ein (auch aus Mangel an Expertise). Expertinnen und Experten raten jedenfalls dazu, für sich selbst Dinge zu finden, die innere Kraft und Ruhe wieder zurückbringen, sei es ein meditatives Verfahren, ein Hobby oder einfach ein Spaziergang an der frischen Luft, der mithilft, die Gedanken wieder in eine gute Ordnung zu bringen.

Bitte merken:

1. Es gibt bei Diabetes viele Winkel und Nischen – es bleibt eine Kunst, am richtigen Platz zu suchen, was man zu finden hofft.

2. Geben Sie allen Ihren Fragen ausreichend Zeit und Raum.

3. Leben mit Diabetes heißt Partnerschaft mit vielen Menschen im Gesundheitssystem.

TEIL 4

Die Zukunft

Kapitel 9
Die Zukunft

Die letzten 10 bis 15 Jahre haben in der Diabetesbehandlung bahnbrechende Neuerungen erlebt. Welche Entwicklungen gibt es, die noch mehr versprechen, noch weitere Verbesserungen und Fortschritte? Ist überhaupt noch Platz dafür oder sind schon alle Fragen beantwortet? Werden die Medikamente immer wichtiger oder die Maßnahmen des Lebensstils oder werden uns gar neue Technologien die Zügel weitgehend aus der Hand nehmen, im Sinn einer zunehmenden Automatisierung, einer Medizin, die von Algorithmen statt von Stethoskopen geprägt ist?

Neue Medikamente

Die Diabeteslandschaft hat sich grundlegend verändert. Gab es zur Jahrtausendwende, also vor gerade einmal 20 Jahren, lediglich drei ernsthafte pharmakologische Therapiemodalitäten, gibt es heute davon etwa 10 bis 15. Dadurch multiplizieren sich die Möglichkeiten der Behandlung, in den frühen Stadien kurz nach Diagnosestellung, aber auch vor dem Hintergrund einer chronischen Erkrankung mit entsprechend langer Krankheitsdauer. Und nicht nur die Möglichkeiten der Einzelbehandlung (Monotherapie), sondern die Kombinationsmöglichkeiten haben sich stark erhöht. Auch die Abfolge der medikamentösen Optionen ist variabel. Der lange Krankheitsverlauf und die Progredienz (Fortschreiten) des Diabetes legen also nahe, dass bei vielen Patientinnen und Patienten viele Kombinationen auch tatsächlich zum Einsatz kommen. Dies ist zwar prinzipiell zu begrüßen, birgt aber auch das Risiko in sich, ganz einfach den Überblick zu verlieren (auch für Ärztinnen und Ärzte). Welche Medikamente werden derzeit eingenommen, welche sind schon einmal gegeben worden und wurden vielleicht nicht vertragen oder haben nicht gut gewirkt? Die Komplexität der Pharmakotherapie wird in Zukunft noch weiter zunehmen. Auch in anderen Therapiegebieten lassen sich ähnliche Entwicklungen beobachten.

Relevante Neuerungen erwarte ich bei den Injektionstherapien, einerseits in der Weiterentwicklung der Inkretinmimetika, indem verschiedene Verdauungshormone (Inkretine) synthetisiert werden, die an Wirksamkeit und Verträglichkeit die heute eingesetzten GLP-1-RA noch übertreffen. Dazu gehören auch die sogenannten Co-agonisten. Ein Molekül, das die beiden natürlichen Hormone GLP-1 und GIP zu einem einzigen Coagonisten verbindet, wurde bereits in klinischen Studien geprüft und steht uns vermutlich recht bald auch zur klinischen Anwendung zur Verfügung. Andererseits wird auch an der Weiterentwicklung der Insuline gearbeitet. Jeweils recht unterschiedliche Gruppen von Patientinnen und Patienten werden vermutlich von der Entwicklung ultraschneller Insuline (geeignet insbesondere für Insulinpumpen) oder ultralang wirksamer Basalinsuline (z.B. zur einmal wöchentlichen Anwendung) profitieren können.

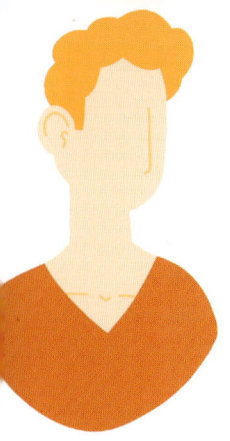

Neuigkeiten bei Typ-1-Diabetes

Hier dreht sich viel um die Insulingabe. Wie erfolgt die Applikation des Hormons möglichst zeitgerecht (wenn der Körper es braucht, und nur dann) und in der richtigen Menge (damit der Blutzucker möglichst lückenlos im Zielbereich verbleibt)? Unterstützt wird die Insulingabe dabei durch höchst ausgereifte Applikationshilfen (vom Insulinpen bis zur Insulinpumpe). Weitere Unterstützung in Bezug auf das Timing und die Dosis versprechen computergestützte Dosierungsalgorithmen. Signale werden aus dem Gewebe erfasst, in Daten umgewandelt, die wiederum ein Programm speisen, das schließlich den Bedarf an Insulin berechnet.

Dieser Bedarf wird dann zum „richtigen" Moment als „richtige" Insulindosis durch das Applikationssystem (Pumpe) verabreicht. Die Systeme arbeiten kontinuierlich, sodass die Versorgung mit Insulin lückenlos über 24 Stunden sichergestellt ist. Die Vision, der wir mit großen Schritten immer näher kommen, ist die „künstliche Bauchspeicheldrüse", ein geschlossenes System, das ohne Eingriff von außen das Gleichgewicht des Zuckerstoffwechsels herstellt. Ein System, das den Ersatz des fehlenden Hormons vollautomatisch bewerkstelligt und fortlaufend sicherstellt. Ein von Menschenhand konstruiertes und programmiertes „selbstgesteuertes Insulinvehikel", ganz so wie das „selbstfahrende Auto", das gleichermaßen leichte Bedienbarkeit, Komfort und größtmögliche Sicherheit verspricht.

Die Vision der optimalen und hochautomatisierten Insulinverabreichung steht aber nur an einem Ende des Spektrums bei Typ-1-Diabetes. Am anderen Ende stehen die Früherkennung, die Prävention und die frühe Behandlung. Die Vision ist in diesem Falle nicht, die Gabe von Insulin zu verbessern, sondern eine solche gar nicht erst notwendig zu machen. Also den Typ-1-Diabetes richtig an der Wurzel zu packen und die Bauchspeicheldrüse zu schützen, sodass der Verlust der Funktionalität gar nicht erst entstehen kann. Eine Heilung des Typ-1-Diabetes zu erreichen, bevor die Krankheit überhaupt erst ausbricht. Dieser Ansatz erfordert demnach eine Intervention in einem frühen Stadium, also bevor sich Funktionsstörungen entwickeln können. Es ist heute sehr gut möglich, diese frühen Stadien zu erkennen (etwa durch Antikörpertests bei gesunden Angehörigen von Typ-1-Patientinnen und -Patienten). Leider sind aber die Interventionen, die Maßnahmen, die wir dann ergreifen können, zum heutigen Tag noch nicht so wirksam, dass wir bereits eine allgemeine Empfehlung geben können. Es wurden verschiedene Therapien in klinischen Untersuchungen getestet, leider bislang ohne durchschlagenden Erfolg. Zumeist sind das Behandlungen, die das Immunsystem verändern, mit dem Ziel, den Autoimmunprozess bei Typ-1-Diabetes zu unterbinden. Ein Durchbruch auf dem Gebiet der Prävention des Typ-1-Diabetes gilt somit weiterhin als „Heiliger Gral" in der Diabetologie und ließe letztlich alle Bemühungen der Insulintherapien (bei Typ-1-Diabetes) hinfällig werden. Deshalb wird die Forschung in diesem Bereich auch nicht stehenbleiben, und wir dürfen voller Hoffnung fortlaufend die Ergebnisse der Wissenschaft erwarten.

Insulinpumpen		
Neuerung	**Was ist neu?**	**Meine Prognose**
Insulinpumpen - Software	Algorithmen, die die Freisetzung von Insulin steuern – im Dialog mit Glukosesensoren, die die erforderliche Information liefern	schon in Verwendung
Insulinpumpen - Hardware	noch präzisere und störungsfreiere Abgabe von Insulin, auch bei kleinen Dosen	schon bald in Verwendung
Bihormonale Pumpen	Insulin und Glukagon werden fein abgestimmt und simultan verabreicht.	eher Zukunftsmusik

Glukosesensoren		
Neuerung	**Was ist neu?**	**Meine Prognose**
Glukosesensoren - Hardware	Noch präzisere Messtechnik, längere Tragedauer, bessere Hautverträglichkeit (Pflaster), bessere Übertragungssicherheit (Stabilität des Signals, Datenschutz)	schon bald in Verwendung
Glukosesensoren - Software	Algorithmen zur Unterstützung von Insulinpumpen (Closed-loop-Technologie)	schon (bald) in Verwendung

Insuline		
Neuerung	**Was ist neu?**	**Meine Prognose**
ultraschnell	als Bolusinsulin für BBIT oder Pumpe	schon in Verwendung
ultralang	als Basisinsulin (für BBIT)	schon bald in Verwendung

Neue Technologien

Neben der Explosion pharmakologischer Optionen sehe ich eine weitere Entwicklung mit „Game-changer"-Potenzial in den neuen Technologien. Dazu gehören etwa Vehikel einer kontinuierlichen Insulinzufuhr (Insulinpumpen) und kontinuierliche Glukosemesssysteme (Sensoren). Hier erleben wir die aus der Unterhaltungselektronik vertraute immer weitere Verkürzung der Halbwertszeit verfügbarer Systeme, gewürzt mit den besonderen Anforderungen an Medizinprodukte (z.B. Sicherheit der Systeme). Hier darf getrost eine weitere Entwicklung vorausgesagt werden.

Trotz aller Neuerungen – alte Sorgen

Neben diesen so ermutigenden Entwicklungen darf ich an dieser Stelle einige Beobachtungen vorbringen, die der optimalen Betreuung aller Menschen mit Diabetes heute noch im Wege stehen. Diabetesbetreuung ist zunächst außerordentlich zeit- und personalintensiv. Es ist ein Spezialfach der Inneren Medizin, das oft viele und immer aufwändigere Interaktionen mit Betroffenen erfordert, um auch erfolgreich sein zu können. Erfolgreich im Sinne der Therapiezielerreichung. Der Aufwand ist allemal lohnend, wenn es gelingt, die Lebensqualität zu verbessern und Komplikationen zu verhindern. Dazu bedarf es oft eines weiten Blicks nach vorne. Zeit- und personalintensiv bedeutet aber auch, dass eine gute, zeitgemäße Betreuung ohne entsprechenden personellen und finanziellen Einsatz schwer vorstellbar ist. Gute Diabetologie kostet also gutes Geld. Geld, das in einem solidarischen Gesundheitssystem (wie in Österreich) zum großen Teil von der Gesellschaft erbracht wird. Dieses Buch will auch einen Beitrag leisten, dem Diabetes in der öffentlichen Aufmerksamkeit ausreichend Beachtung zu geben.

Die Diabetologie hat sich jüngst derart rasant entwickelt, dass es selbst für uns Expertinnen und Experten schwer ist, Schritt zu halten. Oft wissen unsere Patientinnen und Patienten besser Bescheid, etwa bei Informationen zu technologischen Neuerungen. Das ist auch gut so, darf aber nicht zur Gewohnheit werden. Ich betrachte es daher auch als unsere Aufgabe, den medizinischen – auch ärztlichen – Nachwuchs für den Diabetes zu begeistern. Und damit dafür zu sorgen, die Betreuungsqualität auch in einem immer komplexer werdenden Umfeld hoch zu halten, heute, morgen und auch noch übermorgen. Auch in dieser Frage gilt es also, für entsprechende Aufmerksamkeit bei den Entscheidungsträgern zu sorgen. Etwa hinsichtlich der ärztlichen Aubildungsordnung oder bei der Abgeltung diabetologischer Leistungen im niedergelassenen Bereich.

Andere Hormone		
Neuerung	**Was ist neu?**	**Meine Prognose**
Glukagon	Minidosen (z.B. nasal) zur Hypoprophylaxe (z.B. bei Sport)	noch eher Zukunftsmusik
Glukagon	nasale Applikation als Notfallmaßnahme bei schweren Unterzuckerungen	schon in Verwendung
Inkretine (Coagonisten)	zur Gewichtsreduktion, primär bei Typ-2-Diabetes und Übergewicht	schon bald in Verwendung

Andere Medikamente		
Neuerung	**Was ist neu?**	**Meine Prognose**
Innovative Lipidsenker	Injektionstherapien zur drastischen Senkung von LDL im Blut	schon in Verwendung
SGLT-2-Hemmer	bei Folgekrankheiten, z.B. Herz- oder Nierenschwäche	schon in Verwendung

Kausale Therapien		
Neuerung	**Was ist neu?**	**Meine Prognose**
Immuntherapien	Prävention/Frühbehandlung des Typ-1-Diabetes mit dem Ziel, die körpereigene Insulinproduktion zu erhalten	noch Zukunftsmusik
Injizierbare/verkapselte B-Zellen	Transplantation synthetischer, insulin-produzierender Zellen	noch Zukunftsmusik

Fünf Hypothesen für die Zukunft

1. Die Medikamentenentwicklung bei Diabetes wird nicht linear so spektakulär weitergehen wie in den letzten Jahren.

Wir haben schon sehr wirksame Medikamente. Dadurch liegt die Latte für neue Medikamente höher, auch hinsichtlich der kommerziellen Verwertbarkeit neuer, innovativer Therapiemodalitäten. Dies gilt insbesondere für orale Therapien, also Tabletten. In drei Bereichen sehe ich dennoch Potenzial. Zum einen in der Weiterentwicklung von Peptidhormonen. Hier versprechen die Möglichkeiten, diese Substanzen (auch) als Tablette einsetzen zu können, gegenüber der Injektion eine breitere Anwendung. Speziell hergestellte Hormonkombinationen (sogenannte Coagonisten) lassen noch bessere Effekte auf Blutzucker und Körpergewicht erwarten. Zum anderen wird es zu einer Weiterentwicklung heutiger Insuline kommen, insbesondere solcher, die für den Einsatz in Insulinpumpen noch besser geeignet sind („ultraschnelle" Insuline). Schließlich ist zu hoffen, dass es Medikamente geben wird, die den Ausbruch des Diabetes verhindern können, also eine Prävention des Diabetes, etwa bei Typ-1-Diabetes in Hochrisikogruppen. Selbst eine Verzögerung des Erkrankungsbeginns wäre ein enormer Fortschritt. Hier gibt es vielversprechende Ansätze, noch warten wir auf den großen Durchbruch.

2. Technologien werden bei Diabetes eine immer größere Rolle spielen.

Glukosesensoren:

Es gibt Technologien, die aus der täglichen Betreuung von Patientinnen und Patienten mit Diabetes in der Praxis nicht mehr wegzudenken sind. Das beginnt mit den Blutzuckermessgeräten, die millionenfach zur Ermittlung von Blutzuckerwerten im Alltag eingesetzt werden und nach vielen Jahrzehnten im klinischen Einsatz mittlerweile für alle Diabetesformen zu einem unverzichtbaren Standard geworden sind.

Ergänzt werden diese SMBG-Systeme (SMBG = self monitoring of blood glucose) neuerdings durch Glukosesensoren, die den Zucker aus dem Unterhautgewebe ermitteln. Dadurch kann die (Insulin-) Therapie maßgeschneidert werden. Gelangen diese Sensoren heute vorwiegend bei Typ-1-Diabetes zum Einsatz, ist die Ausweitung auf andere Diabetesformen, inklusive des viel häufigeren Typ-2-Diabetes, in naher Zukunft zu erwarten.

Insulinpumpen:

Die Insulinzufuhr erfolgt kontinuierlich über eine Miniaturkanüle, die knapp unter der Haut im Gewebe sitzt. Moderne Systeme lassen die Pumpe mit einem Glukosesensor kommunizieren, dadurch gelingt es, die Insulindosis – wie beim Stoffwechselgesunden – dem aktuellen Blutzucker exakt anzupassen. Ist der Blutzucker hoch, gibt die Pumpe mehr Insulin ab, umgekehrt drosselt die Pumpe die Insulingabe bei niedrigen Zuckerwerten oder stoppt sie ganz. Derartige Hybrid-closed-loop- (halbautomatische) und schließlich vollautomatische Closed-loop-Systeme (immer eine Pumpe in Kombination mit einem softwarekompatiblen Sensor) werden in Zukunft die herkömmlichen, mehrmals täglichen Insulininjektionen bei vielen Patientinnen und Patienten mit Typ-1-Diabetes ersetzen, möglicherweise auch bei Typ-2-Diabetes. Einige Nüsse sind dabei aber noch zu knacken, insbesondere die Abwicklung rascher und vor allem unangekündigter Blutzuckeranstiege, wie sie nach Mahlzeiten typisch sind. Diese Blutzuckerspitzen abzufedern ist deshalb so schwierig, weil zum Zeitpunkt des Anstiegs bereits Insulin (mehr Insulin) im System (Blut) verfügbar sein müsste, um an den Zielorganen eine Wirkung zu erzielen, die die Voraussetzung dafür ist, den Blutzucker wieder in den Zielbereich zu senken. Heutige Systeme reagieren zwar sehr rasch, aber selbst wenn Insulin durch die Pumpe unmittelbar abgegeben wird, ist die Zeitspanne bis zur tatsächlichen biologischen Wirkung (noch) zu groß, um einen optimalen Effekt zu erzielen. Das Insulin muss erst vom Ort der Injektion (knapp unter der Haut) in die Blutbahn gelangen und dort erst noch zu den Organen gebracht werden.

Duale Pumpen:
Die auch als „bi-hormonale" Pumpen bezeichneten Systeme machen sich die dem Insulin gegenläufige Wirkung des Glukagons zunutze. Durch die Gabe kleiner Dosen von Glukagon lässt sich einer etwaig überschießenden Insulinwirkung entgegenwirken (etwa einem rasch fallenden Blutzucker). Die Technologie ist jedenfalls nach heutigem Stand durch die Notwendigkeit der Applikation der beiden Hormone mittels zweier getrennter Infusionssets limitiert. Manche grundlegenden Herausforderungen der Insulinpumpentherapie (etwa die Hautverträglichkeit) werden dadurch noch weiter verstärkt. Prinzipiell verspricht die Verwendung einer bihormonalen Pumpe Vorteile in der Feinabstimmung von Blutzuckerverläufen im 24-Stunden-Zyklus. Sollten sich die praktischen Belange lösen lassen, sehe ich auch hier eine Option, etwa für Patientinnen und Patienten, die trotz Anwendung einer herkömmlichen Insulinpumpe nicht die angestrebten Therapieziele erreichen können.

Andere Technologien:
Die Behandlung des Diabetes ist eine Disziplin (manche/r würde es als Kunst bezeichnen), die viel mit Daten hantiert, in erster Linie sind das heute Blutzucker- oder auch Gewebszuckerwerte. Diese Daten eignen sich sehr gut auch zur asynchronen Beurteilung. Das heißt, Erstellung, Übermittlung, Auswertung und letztlich Beurteilung der Daten finden jeweils zu einem voneinander getrennten Zeitpunkt statt. Die Möglichkeiten der Telemedizin sind hier bei weitem nicht ausgereizt und werden weiter an Bedeutung gewinnen. Weiterentwicklungen gibt es naturgemäß auch bei den Geräten (in erster Linie Pumpen, Sensoren) und der zugehörigen Software.

Möglichkeiten, die Geräte im Sinne des Anwenders/der Anwenderin weiter zu verbessern, sehe ich im Bereich der „human factors". Das sind Faktoren, die die Sicht des Anwenders/der Anwenderin in den Mittelpunkt stellen, also wie ein Gerät, eine Pumpe, ein Insulinpen oder ein Sensor von den PatientInnen und Patienten im Alltag tatsächlich eingesetzt wird. Es geht dabei in erster Linie um die Verbesserung von Sicherheitsaspekten (dass etwa keine zu hohe Insulindosis verabreicht werden kann), die Vermeidung von (menschlichen) Irrtümern in der Anwendung, schließlich um die Bequemlichkeit in der Anwendung des Gerätes (etwa ob ein Glukosesensor kalibriert werden muss oder nicht). In diesen Bereichen gibt es immer Potenzial für Verbesserungen. Zu guter Letzt sind Methoden, die sich dem Einsatz von künstlicher Intelligenz widmen, auch in der Diabetologie bereits in Erprobung. So werden etwa Systeme getestet, die den menschlichen Augenhintergrund automatisiert analysieren. Dies könnte die Erkennung der Retinopathie erleichtern.

Technologien bei Diabetes

Technologie	Nutzen	Zu beachten
Telemedizin	Verfügbare Daten (Zuckerwerte, Dosierungen) bieten Möglichkeiten der asynchronen Begutachtung und somit Betreuung der PatientInnen	Wechselseitiges (ÄrztInnen, PatientInnen) Verständnis der Stärken und Schwächen der jeweils zum Einsatz kommenden Technologie
Glukosesensoren	Minimalinvasiv gemessene Zuckerwerte rund um die Uhr	Wissen um Stärken und Schwächen der Methodik
Insulinpumpen	Kontinuierliche Zufuhr, Feinabstimmung der Insulindosis möglich, feed-back-/sensorgesteuerte halb- (Hybrid-) und vollautomatische (Closed-loop-) Systeme	Wissen um Stärken und Schwächen von Hardware (Pumpe selbst) und zugehöriger Software
AI – künstliche Intelligenz	Zum Beispiel automatisierte Analyse des Augenhintergrunds zur Erkennung der Retinopathie oder Einsatz von Algorithmen zur Therapieanpassung (Insulindosis)	Vergleich mit herkömmlichen Methoden anhand definierter Qualitätskriterien (Präzision, Reproduzierbarkeit etc.), inkl. fortlaufender Kosten-Nutzen-Evaluierung
Smarte Pens	Injektionshilfen, die mit dem Anwender kommunizieren, z.B. hinsichtlich verabreichter Insulindosen	Qualitätskriterien im klinischen Alltag, Anwenderfreundlichkeit der Geräte („human factors")

3. Die Rollen der Betroffenen wie auch des Behandlungsteams werden neu definiert.

Die in den letzten Jahren in der Medizin allgemein und bei Diabetes speziell zu beobachtende Entwicklung hin zur Selbstbestimmung und Eigenverantwortung des/der Betroffenen wird weiter zunehmen. Diese Entwicklung wird durch die Verwendung der Technologien noch verstärkt. Ähnlich dem selbstfahrenden Auto werden zukünftige Systeme ein Ausmaß an Selbststeuerung erreichen, wodurch die Letztkontrolle mehr und mehr nur der/die Endverbraucher/in (also etwa der/die Anwender/in eines Closed-loop-Systems) behalten kann. Dadurch wird die Rolle des Betreuungsteams, inklusive die Rolle des behandelnden Arztes/der behandelnden Ärztin, neu definiert. Funktionen, die heute nicht typischerweise im Team abgedeckt werden, werden zu einem unverzichtbaren Bestandteil werden, etwa Expertinnen und Experten für die in Verwendung stehenden Technologien (Hardware und Software). Der Übergang von der heute vorherrschenden traditionellen bzw. synchronen ärztlichen Betreuung, auch in der Gesamtheit des Betreuungsteams, zu einer Betreuung, die den technischen Gegebenheiten Rechnung trägt, steht in naher Zukunft bevor.

4. Präzisionsmedizin gewinnt an Bedeutung.

Auch die Präzisionsmedizin wird sich zunehmend neuer Technologien bedienen. Die Nutzung von „Big Data", das heißt großer Datenmengen, wird zunehmen. Die personenspezifische Typisierung sowohl des genetischen Bauplans als auch des Status quo im Hinblick auf die Körperfunktionen, wie etwa den Blutzucker, wird in Echtzeit und kostengünstig möglich werden. Parallel dazu wird unser Verständnis für die Wirkung der Medikamente in Beziehung zu Genotyp und Phänotyp zunehmen, wodurch es immer besser gelingen wird, das richtige Medikament zur richtigen Zeit (im zeitlichen Ablauf des Diabetes) dem/der „richtigen" Patienten/in verabreichen zu können. Also die Treffsicherheit in Bezug auf Wirksamkeit und Sicherheit/Verträglichkeit weiter zu erhöhen. Patient A bekommt X, weil wir aufgrund vorliegender Informationen zu Genotyp/Phänotyp von Patient A wissen, dass eine therapeutische Wirkung (z.B. die Senkung des Blutzuckers) mit 80%iger Wahrscheinlichkeit erzielt werden kann, während Patientin B mit Y besser dran ist – X wäre nur zu 60% wirksam, außerdem würden wir zu 20% Nebenwirkungen erwarten. Dafür ist Y zu 80% wirksam und zu 90% sicher (ohne Nebenwirkungen). Oder ich könnte erfahren, dass die Wahrscheinlichkeit, dass in einem Zeitraum X (z.B. 12 Monate), mit 80%iger Wahrscheinlichkeit die Gabe von Insulin sinnvoll werden wird, dann könnte ich den/die Patienten/in durchaus noch spezifischer auf diesen wichtigen Schritt (nämlich den Beginn einer Injektionstherapie) vorbereiten. Oder man kann aufgrund von automatisiert erhobenen Daten entscheiden, ob es – wenn Tabletten nicht mehr ausreichen, um ein Therapieziel zu erreichen – erfolgsversprechend ist, Insulin zu geben oder besser einen GLP-1-Rezeptoragonisten. Anhand der Integration dieser Daten könnte der individuelle Behandlungsplan in Zukunft noch weitaus präziser werden, als er es heute ist.

Bereich	Ziel	Was braucht es, um das Ziel zu erreichen?
Diagnostik	Eine präzise Diagnose des Diabetes geht über das klassische Schema (Typ 1/Typ 2) hinaus	Kenntnis der Epidemiologie, klinische Merkmale, diagnostische Tests (Labor)
Therapie	Eine präzise Therapie des Diabetes geht über das klassische Schema (Typ 1/Typ 2) hinaus	Auf Studien/Daten beruhende Modelle, die eine biologische Antwort auf eine gezielte Intervention möglichst gut voraussagen; Verlaufskontrollen basierend auf klinischen Merkmalen oder Biomarkern
Prognose	Voraussagen über die Wahrscheinlichkeit klinischer Komplikationen des Diabetes (z.B. Herzinfarkt oder Nierenversagen)	Auf Studien/Daten beruhende Modelle, die klinische Endpunkte (Organkomplikationen, Lebensqualität) gut genug voraussagen
Monitoring	Verlaufsmarker auswählen und verfolgen, die den besten Vorhersagewert für klinisch relevante Endpunkte (z.B. Organkomplikationen) aufweisen	Bessere Datenerfassung (z.B. kontinuierliche 24-h-Glukosesensoren, Gesundheits-Apps) und besseres Verständnis, inwieweit die generierten Daten klinisch relevante Endpunkte voraussagen

5. Die Versorgung von Patientinnen und Patienten mit Diabetes wird an Komplexität rasch und exponentiell zunehmen.

Diese Hypothese leitet sich direkt aus dem oben Beschriebenen ab. Angetrieben wird die zunehmende Komplexität von mehreren Faktoren, die jetzt gleichzeitig auf das (Gesundheits-)System einwirken. Die zunehmende Alterung unserer Gesellschaft gehört hier dazu, ebenso die erwähnten technischen Neuerungen. Die schon heute spürbare (und weiter zunehmende) Datenflut bedarf der Kanalisierung, was wiederum eine besondere Expertise voraussetzt, insbesondere was Sammlung, Erstellung, Aufbereitung, Nutzbarmachung und Wartung relevanter Daten betrifft. Diese Expertise ist derzeit nicht ausreichend vorhanden und muss erst aufgebaut werden. Es ist aus heutiger Sicht nicht erkennbar, wer sich dieser Aufgabe stellen wird. Die zunehmend komplexer werdende Betreuung wird von der (berechtigten) Erwartungshaltung der Patientinnen und Patienten begleitet, die sich am letzten medizinischen Standard orientiert. Im Sinne einer State-of-the-art-Betreuung in allen Dimensionen. Auf der Ebene der Interaktion mit dem betreuenden Team (Telemedizin), der Ebene der Pharmakologie (neue Medikamente), der Technologie (neue Sensoren und Pumpen) und in der frühzeitigen Diagnose und Behandlung der Begleiterkrankungen des Diabetes. Diese Entwicklung macht schließlich eine klare Zuordnung der Patientinnen und Patienten zu den jeweiligen Betreuungsebenen unerlässlich. So wird etwa die heute schon brennende Frage, ob ein Patient/eine Patientin mit Diabetes von seinem Hausarzt bzw. seiner Hausärztin betreut wird, beim niedergelassenen Spezialisten bzw. der Spezialistin oder in der Spitalsambulanz in Zukunft weiter an Bedeutung gewinnen.

Vorteile und mögliche Fallstricke aktueller Entwicklungen in der Diabetologie

Vorteile	Mögliche Hürden	Mögliche Lösung
Deutlich mehr Behandlungsoptionen	Zu großer Fokus auf dem „Neuen"; Altbewährtes wird vernachlässigt, weil weniger spektakulär	Neuigkeiten nach Evidenzkriterien prüfen. Ist das „Neue" wirklich besser als der Standard?
Trend zur Präzisionsmedizin	Die vielen Optionen machen die therapeutische Landschaft unübersichtlich	Es braucht ausreichend Expertise in der Betreuung und auch bei den Betroffenen
Medikamente, die nicht nur Blutzucker senken, sondern auch das Überleben verbessern	Welche PatientInnen profitieren am meisten (Präzisionsmedizin)? Kosten der Neuerungen	Selektion der PatientInnen nach evidenzbasierten Kosten-Nutzen-Kriterien
Das Wissen um den Diabetes wird breiter (Medizinpersonal, Laien)	Diabetes wird durch die Demografie so stark zunehmen, dass das System überrollt wird	Vorausschauende Ressourcenplannung (Geld, Personal, Struktur)
Neue Technologien erleichtern den Alltag der Betroffenen	Technologien werden immer komplexer – wer kennt sich noch aus?	Expertise und Fachkompetenz (Diabetesbetreuungsteam)
Neue Technologien: weitere Möglichkeiten	AI/künstliche Intelligenz: Wer definiert und kontrolliert die zugrundeliegenden Algorithmen?	Umfassende Diskussion in der Gesellschaft
Umfassendes Betreuungsteam	Behandlung im multidisziplinären Team, hochkarätige Expertise. Wer leitet das Team (Personalführung, Management)?	Fokus auf Teamorganisation, Führungsaspekte, Management

Bitte merken:
1. Fortschritte auf vielen Ebenen
2. Schritthalten mit der Technik
3. Ausreichend Geld bereitstellen (auf allen Ebenen)

Epilog

Längst ist das Paket geöffnet. Die Inhalte sind betrachtet, hin und her gewendet, analysiert. Längst wissen Sie, was in dem Paket „Diabetes" drinnen ist. Was Sie damit anfangen können und was nicht. Wie Sie damit umgehen. Wie Sie damit leben.

Wie Sie persönlich das Paket auch drehen und wenden und was Sie letztlich damit anfangen, ich darf jedenfalls an dieser Stelle ausdrücklich meinem Respekt und meiner Hochachtung Ausdruck verleihen. Und möchte Ihnen noch eine gute Ladung Mut, Zuversicht und Hoffnung dazugeben. Und ich gebe Ihnen dieses Buch, das Ihnen treuer Weggefährte sein soll auf Ihrer Reise durchs Leben – egal ob mit oder ohne Diabetes.

FAQ – die 50 häufigsten Fragen aus der Praxis

1. Wie oft muss ich Blutzucker messen?

Das hängt von der Behandlung ab, ob Sie Medikamente nehmen oder Insulin. Als Faustregel gilt: Je komplexer die Behandlung, desto öfter sollte gemessen werden. Also: oft messen, wenn Insulin im Spiel ist, weniger oft, wenn Tabletten eingenommen werden. Neue Technologien bieten kontinuierliche Messungen aus dem Bindegewebe mittels Glukosesensor (statt aus dem Kapillarblut mittels Fingerstich).

2. Wenn ich mich in Zukunft gut ernähre (und/oder viel bewege), geht der Diabetes dann wieder weg?

Eine gute Ernährung und möglichst viel Bewegung sind die Grundlage der Behandlung bei vielen Diabetesformen. Damit lässt sich der Diabetes gut in den Griff bekommen; von einer echten Heilung kann man aber dennoch nicht sprechen. Dennoch lohnt es immer, diesen beiden Elementen eines gesunden Lebensstils große Aufmerksamkeit zu schenken.

3. Mein Arzt hat Insulin verordnet – ist jetzt meine letzte Hoffnung zunichte?

Ganz und gar nicht. Insulin ist ein natürliches Hormon, das entscheidend in den Zuckerstoffwechsel eingreift. Bei Typ-1-Diabetes ist das Insulin für das Überleben erforderlich. Bei Typ-2-Diabetes wird Insulin auch oft verschrieben, etwa nach langer Krankheitsdauer. Viele Menschen mit Diabetes profitieren von einer Insulingabe, etwa auch bei Schwangerschaftsdiabetes. Mit keiner anderen Substanz haben wir bei Diabetes mehr Erfahrung.

4. Insulin spritzen – tut das weh?

Die Insulininjektion erfolgt mit ganz dünnen Nadeln direkt unter die Haut. Für die allermeisten Patientinnen und Patienten ist der durch die Spritze verursachte Schmerz nicht nennenswert (zumeist geringer als der Fingerstich zur kapillären Blutzuckermessung). Die Insulininjektion wird in der Regel schnell zur Gewohnheit.

5. Warum kann Insulin nicht als Tablette verabreicht werden?

Insulin ist ein Eiweißkörper, der im Magen und im Darm im Zuge der Verdauung zerstört würde. Insulin in Tablettenform ist daher nicht wirksam, um den Blutzucker zu regulieren. Es ist allerdings möglich, Insulin mittels Inhalator über die Lunge zu verabreichen, ein Verfahren, das sich aber nicht durchgesetzt hat. Die Injektion ist deutlich einfacher und wirksamer. Eine weitere Möglichkeit (insbesondere bei Typ-1-Diabetes) bietet die kontinuierliche Insulingabe mittels Insulinpumpen.

6. Muss ich in meinen Finger stechen oder kann ich den Blutzucker „scannen"?

Es gibt Technologien, die ein „Scannen" ermöglichen. Dabei misst ein Sensor, der unter der Haut im Bindegewebe liegt, dort den Zucker und sendet ein entsprechendes Signal an einen Empfänger. Ob Sie den Zucker besser per Fingerstich oder per Scanner bestimmen, sollten Sie mit Ihrem Diabetesteam besprechen. Ein Sensor oder Scanner ist dann sinnvoll, wenn häufige Messungen empfohlen werden (z.B. bei komplexen Insulintherapien). Bei bestimmten Diabetesformen (Typ-1-Diabetes) gehört die Nutzung eines Gewebssensors heute zum Behandlungsstandard.

7. Warum wurde mir Insulin verordnet? Eigentlich will ich gar nicht spritzen.

Viele Menschen mit Diabetes benötigen Insulin, das von außen per Injektion gegeben wird. Oft reicht dann die körpereigene Insulinproduktion nicht mehr aus, um den Blutzucker zu regulieren. Häufig wird Insulin auch bei langer Krankheitsdauer gegeben. Außerdem ist Insulin die wirksamste blutzuckersenkende Substanz, die wir in der Behandlung einsetzen. Mit keiner anderen Substanz haben wir bei Diabetes mehr Erfahrung. Die Insulininjektion wird in der Regel schnell zur Gewohnheit.

8. Meine Ärztin sagt, ich habe Diabetes. Muss ich jetzt Diät halten?

Bei Diabetes sprechen wir statt von „Diät" lieber von einer guten, ausgewogenen Ernährung. Das ist eine Ernährung, die Augenmerk darauf legt, dass alle Nahrungsbestandteile (etwa Fett, Kohlenhydrate, Eiweiß) in einem guten Verhältnis zueinander stehen, dazu kommen Ballaststoffe, Vitamine und Spurenelemente. Ebenso wie die Medikamente sollte die Ernährung auf die Person individuell abgestimmt sein. Das lässt sich am besten durch ein fachkundiges Beratungsgespräch (Diätologe/in) erreichen.

9. Meine Freundin sagt, sie praktiziert Intervallfasten und hat schon 5 kg abgenommen. Kann ich das auch machen?

Jede Ernährungsempfehlung ist auf die Person individuell abgestimmt. Also: Was Ihrer Freundin geholfen hat, kann eventuell auch Ihnen helfen, muss es aber nicht. Intervallfasten kann sinnvoll sein und führt durchaus zu guten Ergebnissen. Sprechen Sie darüber mit Ihrem Diabetesteam.

10. Wenn ich Obst esse, steigt mein Blutzucker so stark. Darf ich kein Obst mehr essen?

Obst enthält wertvolle Vitamine und Ballaststoffe, demnach ist Obst immer auch Bestandteil einer guten Ernährung. Einige Tricks helfen, den Blutzuckeranstieg etwas abzuschwächen, wobei natürlich die Wahl des Obsts und die Menge eine Rolle spielen. Faustregel: Alles, was gut in die hohle Hand passt, ist als Einzelgabe erlaubt. Außerdem empfiehlt es sich, Obst als Nachtisch einzunehmen oder auch in Kombination mit (Natur-)Joghurt. Das im Joghurt enthaltene Eiweiß verzögert die Aufnahme des

Zuckers ins Blut und verhindert damit einen zu raschen Blutzuckeranstieg.

11. Mein Kollege nimmt XYZ, ein Medikament, das ihm so gut geholfen hat. Können Sie mir das bitte auch verschreiben?

Zur Behandlung des Diabetes empfehle ich immer ein individuelles Vorgehen, das ganz auf Ihre Person abgestimmt ist. Was Ihrem Kollegen hilft, mag auch Ihnen helfen – oder eben nicht. Besonders die Wahl des Medikaments bedarf der sorgfältigen Abwägung von Vor- und möglichen Nachteilen. Wir sind heute in der komfortablen Lage, eine ganze Reihe wirksamer Medikamente bei Diabetes anbieten zu können.

12. Was ist der Langzeitzucker (HbA$_{1C}$)?

Der Langzeitzucker (Hämoglobin A$_{1C}$ auf Ihrem Laborbefund) hat sich gut bewährt, um die Blutzuckerwerte über einen längeren Zeitraum (ein bis drei Monate) abschätzen zu können. Der Langzeitwert ist eine gute Möglichkeit, um den Therapieerfolg einzuschätzen; der HbA$_{1C}$-Wert ergänzt somit die häuslichen Blutzuckerselbstmessungen und gegebenenfalls Daten aus einem Glukosesensor. Aus all diesen Informationsquellen kann Ihr Diabetesteam gut abschätzen, ob Handlungsbedarf besteht oder die aktuelle Diabeteseinstellung im Zielbereich liegt.

13. Wie hoch soll mein Langzeitzucker/HbA$_{1C}$ sein?

Das HbA$_{1C}$-Ziel wird von Ihrem Diabetesteam individuell festgesetzt. Ein HbA$_{1C}$-Zielwert oder -zielbereich hängt von sehr persönlichen Kriterien ab, z.B. dem Alter, dem Diabetestyp, von Begleitkrankheiten oder den Lebensumständen. Wir verfolgen auch hier eine maßgeschneiderte, individuelle Medizin. Als Faustregel gilt: Ein HbA$_{1C}$ von 7 % ist ein guter Wert. Fragen Sie Ihr Diabetesteam nach dem für Sie persönlich optimalen HbA$_{1C}$-Wert.

14. Warum schickt mich mein Arzt zum Herzultraschall?

Das Herz bedarf bei Diabetes einer ganz besonderen Aufmerksamkeit. Hohe Blutzuckerspiegel können zu Funktionsstörungen des Herzmuskels führen. Diese können Beschwerden verursachen (z.B. Atemnot oder Wassereinlagerungen). Selbst wenn noch keine spürbaren Beschwerden vorliegen, können so Funktionsstörungen anhand einer Ultraschalluntersuchung aufgedeckt werden. Es ist sehr wichtig, diese Funktionsstörungen frühzeitig zu erkennen und einer weiteren Entwicklung entgegenzusteuern, z.B. durch entsprechende Medikamente und nicht medikamentöse Maßnahmen.

15. Darf ich noch Auto fahren?

Generell: auf jeden Fall. Das Thema ist aber deshalb so wichtig, weil Diabetes zu Folgekrankheiten führen kann, die die Verkehrstüchtigkeit möglicherweise beeinträchtigen. Der Gesetzgeber verlangt daher – unter bestimmten Bedingungen – den Nachweis der Verkehrstüchtigkeit in Form eines amtsärztlichen Gutachtens in regelmäßigen Abständen. Fragen Sie Ihr Diabetesteam zu weiteren Details.

16. Warum steigt mein Blutzucker morgens nach dem Aufstehen – ohne dass ich etwas esse?

Der Blutzucker unterliegt einem zyklischen Tagesverlauf. Ebenso wie bestimmte Hormone, die wiederum den Blutzucker beeinflussen. In der Früh steigen etwa die „Stresshormone" inklusive Cortisol, was auch den Blutzucker ansteigen lässt. Das ist also ein ganz normaler Vorgang, der bei Diabetes mitunter noch stärker zum Ausdruck kommt.

17. Warum verordnet meine Ärztin ein Statin (oder andere Cholesterintabletten)?

Bei Diabetes steigt das Risiko der Gefäßverkalkung. Maßnahmen, die den Cholesterinspiegel senken, tragen dazu bei, dieses Risiko zu reduzieren. Statine (und andere lipidsenkende Medikamente) dienen demnach dem Schutz der Gefäße vor Verkalkung. Ähnlich wie blutzuckersenkende Medikamente werden Lipidsenker langfristig, nicht selten lebenslang, eingenommen.

18. Mein Arzt sagt, ich habe Diabetes. Was kann ich jetzt selbst beitragen?

Sehr viel. Bei Diabetes spielt der Lebensstil eine große Rolle (übrigens nicht nur bei Diabetes). Unter Lebensstil verstehen wir alles rund um Ernährung und körperliche Bewegung. Weiters sollte auf Alkohol und Rauchen verzichtet werden. Sie sehen schon: Es gibt viel zu tun.

19. Darf ich Sport betreiben?

Bewegung ist ein wichtiger Teil des Behandlungsplans. Es muss aber nicht immer gleich schweißtreibender Sport sein, zunächst tun es schon ein Spaziergang, Stiegensteigen oder Ähnliches. Für einen gezielten Leistungsaufbau ist ein strukturierter Trainingsplan erforderlich, der etwa eine Belastungsuntersuchung (Ergometrie) oder die Überwachung der Trainingseinheit mittels Pulsuhr vorsieht. Sprechen Sie mit Ihrem Diabetesteam.

20. Ich würde ja gerne mehr Bewegung machen. Aber meine Knie/die Hüften spielen nicht mehr mit.

Auch wenn der Bewegungsapparat mit zunehmendem Alter schwächer wird, soll nicht auf Bewegung verzichtet werden. Im Gegenteil: Wer rastet, der rostet. Im konkreten Fall wird eine persönliche Beratung Lösungsmöglichkeiten aufzeigen können. Bei Kniebeschwerden kann eventuell an Schwimmen gedacht werden oder an Radfahren am Ergometer. Oder Übungseinheiten, die vornehmlich oder ausschließlich den Oberkörper einschließen (z.B. Hanteltraining). Fragen Sie bei Ihrem Diabetesteam nach.

21. Der Zucker ist zwar hoch, aber ich fühle mich pudelwohl. Warum soll ich überhaupt zum Arzt?

Das ist eine der wichtigsten Fragen überhaupt. Den hohen Blutzucker spürt man nicht, trotzdem besteht Handlungsbedarf. Das zu verstehen, ist äußerst wichtig. Nur wenn Sie wirklich überzeugt sind, dass der hohe Zucker – auf lange Sicht – Schaden anrichtet, werden Sie vermutlich auch bereit sein, etwas zu unternehmen. Ich garantiere Ihnen, es lohnt sich. Bei Diabetes ist es besonders wichtig, nicht zuzuwarten, sondern jetzt zu beginnen. Sprechen Sie mit Ihrem Arzt und ihrem Diabetesteam.

22. Meine Oma musste Insulin spritzen und ist dann bald gestorben. Warum muss ich jetzt Insulin spritzen? Muss ich auch bald sterben?

Ganz im Gegenteil. Insulin wurde verschrieben, damit Sie länger und auch besser leben. Wenn die körpereigene Insulinproduktion nicht mehr ausreicht, um den Blutzucker zu regulieren, muss Insulin von außen zugeführt (eben „gespritzt") werden. Außerdem ist Insulin die stärkste und damit wirksamste Substanz, die wir zur Behandlung des hohen Blutzuckers einsetzen. Wir haben heute sehr viele verschiedene Insuline zur Auswahl, ebenso Injektionshilfen (Insulinpens), die in der Handhabung sehr einfach sind. Einfacher zu bedienen als ein Smartphone. Also: keine Angst vor Insulin.

23. Was ist ein Hypo, eine Unterzuckerung?

Ein Unterzucker liegt dann vor, wenn ein bestimmter Zuckerwert im Blut unterschritten wird. Als Grenze der Hypoglykämie nehmen wir einen Wert von 70 mg/dl an. Der Blutzucker ist allerdings eine dynamische Größe (das heißt, er ändert sich ständig), sodass in der Einschätzung eines Unterzuckers nicht nur der absolut gemessene Wert wichtig ist, sondern auch die Begleitsymptome wichtig sind, wie Schwitzen, Zittern oder Heißhunger. Oder ob der Blutzucker weiter sinkt oder schon wieder ansteigt. Der richtige Umgang mit Unterzuckerungen gehört zum Basiswissen bei Diabetes. Bitte immer ernst nehmen und mit Ihrem Diabetesteam darüber sprechen.

24. Habe ich einen Typ-2- oder einen Typ-1-Diabetes? Oder einen LADA-Diabetes? Was ist das überhaupt?

Die richtige Bestimmung des Diabetestypus ist sehr wichtig, um etwa die richtige Medikamentenauswahl vornehmen zu können. Es sollte daher zum Zeitpunkt der Behandlung bekannt sein, von welchem Diabetestyp Sie betroffen sind. Siehe Kapitel 1.

25. Mein Blutzucker beträgt 250 mg/dl. Muss ich mir Sorgen machen?

Ein hoher Blutzucker ist immer Anlass zur Sorge. Wichtig ist es, in jedem Einzelfall festzustellen, ob eine akute Gefährdung des Wohlbefindens und der Gesundheit vorliegt, also eine „akute" Entgleisung. Oder eben ein „chronisch" erhöhter Blutzucker, der bereits über einen längeren Zeitraum zu hoch ist. In beiden Fällen ist unverzügliche ärztliche Hilfe notwendig.

26. Wie hoch soll der Blutzucker eigentlich sein?

Wir sprechen heute gerne von Blutzuckerzielbereichen. Das heißt, der Blutzucker sollte sich zwischen zwei festgelegten Werten bewegen, etwa im Tagesverlauf zwischen 70 mg/dl und 180 mg/dl. Der Blutzucker unterliegt sehr vielen Einflussfaktoren, etwa Mahlzeiten, Bewegung, Stress oder Krankheit. Ein einzelner Blutzuckerwert kann daher immer nur aus der Situation heraus interpretiert werden.

27. Ich habe Diabetes. Kann oder darf ich überhaupt schwanger werden?

Generell spricht nichts dagegen, mit Diabetes schwanger zu werden. Allerdings sollte ein Kinderwunsch unbedingt mit Ihrem Diabetesteam abgesprochen und die Schwangerschaft entsprechend „geplant" werden. Wir wissen heute, dass eine möglichst optimale Blutzuckereinstellung vor und während der Schwangerschaft für Mutter und Kind die besten Voraussetzungen schafft. Die Betreuung werdender Mütter mit Diabetes erfolgt am besten in enger Absprache und Kooperation zwischen Diabetologinnen/Diabetologen und Geburtshelferinnen/Geburtshelfern.

28. Wie hoch ist das Diabetesrisiko für meine Kinder?

Liegt ein Diabetes in der Familie vor, ist das Risiko für die Kinder und Nachkommen immer erhöht. Das kann sich in einem Bereich zwischen wenigen Prozenten bis zu 50 % Wahrscheinlichkeit bewegen, in Abhängigkeit von Ihrem eigenen Diabetestyp. Es sollte also zunächst klar sein, welchem Typus Sie angehören, dann kann eine fachkundige Beratung in dieser Frage weiterhelfen.

29. Mir ist gesagt worden, ich hätte einen „leichten" Zucker. Muss ich den überhaupt behandeln?

Manchmal wird eine nur mäßige Erhöhung des Blutzuckers als „leichte" Form bezeichnet, etwa ein Nüchternblutzucker von 125 mg/dl. Die Bezeichnung „leicht" ist allerdings potentiell irreführend und daher aus meiner Sicht nicht sinnvoll. Denn gerade wenn der Zucker (noch) nicht sehr hoch ist, kann durch eine fachgerechte Behandlung der größtmögliche Effekt erzielt werden. Eine frühzeitige Intervention gerade in den Anfangsstadien des Diabetes ist auf lange Sicht besonders wirksam. Daher mein Appell: Bitte nehmen Sie den Diabetes niemals auf die „leichte" Schulter.

30. Mein Blutzucker ist jetzt gut eingestellt; zehn Zigaretten pro Tag sollten da kein Problem sein, oder?

Bei Diabetes kann der erhöhte Blutzucker die Blutgefäße angreifen. Dies führt zur Gefäßverkalkung – das Blut beginnt zu stocken und Störungen der Organfunktionen sind die Folge. Wer raucht, gießt zusätzlich Öl ins Feuer. Neue Untersuchungen zeigen sogar, dass selbst eine einzige Zigarette pro Tag Schaden anrichten kann. Also bitte: Rauchstopp, immer und besonders bei Diabetes. Und wenn Sie schon mal versucht haben aufzuhören, versuchen Sie es wieder.

31. Ich weiß ja, dass ich nicht rauchen soll. Aber wie schaffe ich es aufzuhören?

Auf diese wichtige Frage gibt es leider keine klare Antwort. Es gibt verschiedene Methoden. Das reicht von „ich habe einfach aufgehört" über Akupunktur bis hin zum Nikotinersatz und speziellen Medikamenten, die im Einzelfall zur Anwendung kommen können. Mein Tipp aus der Praxis: zuerst den Kopf vorbereiten, d.h., nur wenn Sie wirklich aufhören wollen, kann es klappen. Dann immer wieder und alles Mögliche versuchen. Manche schaffen es beim ersten Versuch, viele (die meisten) brauchen mehrere Anläufe. Eines ist sicher: Es zahlt sich in jedem Fall aus.

32. Warum fragt meine Ärztin immer nach den Cholesterinwerten?

Bei Diabetes steigt das Risiko der Gefäßverkalkung. Auch die Blutfette, allen voran das Cholesterin (insbesondere das „böse" LDL-Cholesterin), greifen die Gefäße an. Werden Lipidsenker verschrieben (Medikamente, die den LDL-Spiegel senken), kann ein Behandlungserfolg anhand der Blutwerte festgestellt werden. Ähnlich wie beim HbA_{1c}-Wert informiert ein Blick auf den LDL-Cholesterinwert über den Erfolg der Behandlung.

33. Warum soll ich zu Hause Blutdruck messen?

Der Blutdruck ist – wie der Blutzucker – eine dynamische Größe, das heißt, er ändert sich rasch, mitunter von Minute zu Minute. Der Blutdruck ist beim Arztbesuch oft deswegen hoch, weil Sie unter einer gewissen Anspannung stehen (niemand geht gerne zum Arzt). Um den „wahren" Wert herauszufinden, kann der Blutdruck zu Hause und in Ruhe ganz leicht gemessen (und bitte auch dokumentiert) werden. Dadurch kann Ihr Arzt/Ihre Ärztin leichter und genauer feststellen, ob die Behandlung zum Ziel führt oder ob Handlungsbedarf besteht.

34. Warum muss ich zum Augenarzt?

Die Augen sind ein mögliches Zielorgan bei erhöhtem Blutzucker. Auf keinen Fall sollen Ihre Augen Schaden nehmen. Das ist einer der Gründe, warum ein hoher Blutzucker immer behandelt werden soll. Ihr Augenarzt kann den Zustand Ihrer Netzhaut kontrollieren und – wenn erforderlich – Maßnahmen zum Schutz Ihres Augenlichts ergreifen. Schwere Augenerkrankungen bis hin zur Erblindung sind heutzutage aufgrund verbesserter Behandlungsmethoden bei Diabetes Gott sei Dank selten geworden.

35. Meine Füße brennen, hat das was mit dem Zucker zu tun?

Ein Missempfinden an den Füßen kann Ausdruck einer Nervenreizung sein: Häufige Ursachen für eine derartige „Neuropathie" sind der Diabetes und der Konsum von Alkohol. Ebenso können Durchblutungsstörungen der Beine zu Schmerzen führen. In diesem Falle sollten weitere Untersuchungen stattfinden, um die Ursachen zu finden und – falls erforderlich – entsprechende Behandlungen in die Wege zu leiten. Eine

Untersuchung der Füße sollte regelmäßig erfolgen; auch Sie selbst sollten Ihre Füße immer behutsam und pfleglich behandeln und etwa Verletzungen vermeiden, ebenso trockene Haut. Zudem sollten Sie immer gut passendes Schuhwerk tragen.

36. Mein Sensor zeigt falsche Werte – jedenfalls stimmen die Werte nicht überein mit dem, was ich per Fingerstich messe.

Alle Systeme, die den Zucker messen, haben eine Toleranzgrenze hinsichtlich ihrer Messgenauigkeit. Diese beträgt etwa 10 %. Bei den Sensoren kommt noch dazu, dass es sich hierbei nicht um Blutzuckermesssysteme handelt, sondern der Zucker im Unterhautgewebe gemessen wird. Der Zucker im Gewebe hinkt dem Blutzucker immer einige Minuten hinterher. Dadurch ist sogar zu erwarten, dass die beiden Messwerte (Sensor gegenüber Fingerstich) voneinander abweichen. Im Zweifelsfall kontaktieren Sie Ihr Diabetesteam.

37. Ich habe Diabetes, was soll ich essen?

Bei Diabetes gelten im Prinzip die gleichen Ernährungsempfehlungen wie für Menschen ohne Diabetes. Eine ausgewogene Ernährung mit reichlich Gemüse, Salat, Hülsenfrüchten und einer Verminderung des Fettgehalts der Speisen (magere Fleisch-, Wurst- und Milchprodukte, fettarme Zubereitungsmethoden) wären die ersten Schritte. Weiters sollten besonders zuckerreiche Lebensmittel und Getränke vermieden und Vollkornprodukte bevorzugt werden. Bei komplexen Insulintherapien wird die Insulindosis nach dem Kohlenhydratgehalt der Mahlzeiten berechnet. Eine fachgerechte und kontinuierliche diätologische Begleitung erleichtert die Umsetzung der Empfehlungen im Alltagsleben.

38. Darf ich bei Diabetes Alkohol trinken?

Alkohol ist ein Genussmittel und bei geringer Menge ist Alkoholgenuss auch für Menschen mit Diabetes erlaubt. Man muss allerdings berücksichtigen, dass Alkohol die Zuckerneubildung der Leber blockiert. Der Blutzucker kann nach Genuss alkoholischer Getränke sinken und die Gefahr einer Unterzuckerung steigt. Besondere Vorsicht ist auch bei alkoholischen Getränken nach sportlicher Betätigung oder körperlicher Arbeit geboten. Auch hier besteht die Gefahr einer Unterzuckerung. Generell ist Alkohol aus ärztlicher Sicht nicht empfohlen, auch für Menschen ohne Diabetes.

39. Darf ich künstliche Süßstoffe zum Süßen verwenden?

Künstliche Süßstoffe (Aspartam, Acesulfam, Cyclamat, Saccharin) liefern keine Kalorien und beeinflussen den Blutzuckerspiegel nicht. Getränke wie Kaffee oder Tee sollten Diabetiker deshalb mit Süßstoff statt mit Zucker süßen. Zuckeraustauschstoffe wie Fruchtzucker, Xylit (Birkenzucker), Sorbit werden vom Körper langsamer abgebaut und haben daher einen geringeren Einfluss auf den Blutzuckerspiegel.

40. Ich möchte auf eine Insulinpumpe umsteigen. Was muss ich beachten?

Eine Insulinpumpe ist geeignet für Personen, die eine Basis-Bolus-Therapie (FIT/BBIT) durchführen, in der Regel Personen mit Typ-1-Diabetes. Die Insulinpumpe hilft bei der Dosierung des Basalinsulins, das in kleinen Dosen über 24 Stunden abgegeben werden kann. Ein Umstieg auf die Pumpe erfordert sehr gute Fertigkeiten im Umgang mit der FIT/BBIT-Methode. Die Vorteile und möglichen Nachteile einer Insulinpumpe und die Frage, ob die Pumpe eine gute Option ist, sollte ausführlich mit dem Betreuungsteam besprochen werden. Lassen Sie sich die Modelle zeigen und unmittelbar am Gerät das „touch and feel" der jeweiligen Produkte erklären.

41. Welche Vor- oder Nachteile hat die Pumpe?

Die Pumpe erlaubt eine genauere Abgabe des Basisinsulins. Im Unterschied zur FIT/BBIT-Therapie sind die größere Flexibilität im Alltag, die einfachere Bolusabgabe und ein in der Regel geringerer Insulinbedarf zu nennen. Andererseits kann sich bei unterbrochener Insulingabe – z.B. durch eine Fehlfunktion der Pumpe – rasch eine akute Blutzuckerentgleisung (bis hin zur „Ketoazidose") entwickeln. Die Lage der Insulinpumpen am Körper (bzw. deren Verbindung mit dem Unterhautgewebe) wird regelmäßig gewechselt, typischerweise alle zwei bis drei Tage. Ein weiteres wichtiges Thema ist daher die Hautverträglichkeit der Pflasterinhaltsstoffe, die die Haftung der Pumpen (bzw. der Schlauchsysteme) auf der Haut sicherstellen.

42. Ich möchte einen Glukosesensor, ich kenne mich aber mit dem Internet und der ganzen Technik nicht gut aus.

Wir kennen dieses Problem sehr gut aus unserem Betreuungsalltag. Jedenfalls arbeiten Hersteller kontinuierlich daran, die Systeme, inklusive der Software, ständig weiterzuentwickeln und zu verbessern. Die Basisfunktionen der am Markt befindlichen Produkte sind in der Regel auch für weniger technikaffine Menschen gut zu bewältigen. Oft sind wiederholte Schulungen notwendig oder die Mithilfe der Angehörigen.

43. Sind die Pumpen einfach zu bedienen?

Alle Insulinpumpen, die wir in Verwendung haben (also auf dem Markt erhältlich sind), müssen grundlegende Anforderungen erfüllen. Dazu gehört auch der sichere Umgang mit der Pumpe und somit auch ein Mindestmaß an Bedienerfreundlichkeit. Bei der Auswahl eines Produkts sollte dieses Kriterium jedenfalls eine Rolle spielen. Lassen Sie sich die Modelle zeigen und erklären. Ihr Diabetesteam wird Sie bei der Auswahl tatkräftig unterstützen.

44. Kann ich mit der Pumpe Sport treiben?

Ja, die meisten Systeme haben sogar die Möglichkeit einer Reduktion der Basalrate für die Dauer der Aktivität. Pumpen mit Schlauchsystemen können nach Bedarf auch kurzzeitig abgelegt werden, z.B. zum Schwimmen. Körperliche Bewegung und Sport sind Eckpfeiler einer guten, gesundheitsbewussten Lebensführung, ganz besonders auch bei (Typ-1-) Diabetes.

45. Ich möchte eine große Mahlzeit mit mehreren Gängen einnehmen. Muss ich mit der Insulinpumpe wie mit Insulinpens mehrmals Bolus abgeben?

Dafür kann man einen Dual-Bolus verwenden bzw. die Möglichkeit nutzen, den Bolus verzögert abzugeben. Dadurch wird versucht, das „physiologische" Insulinabgabemuster noch besser abzubilden. Sprechen Sie mit Ihrem Diabetesteam über diese Möglichkeiten.

46. Jetzt, wo mein Zucker besser ist, nehme ich plötzlich nicht mehr ab. Warum?

Wenn der Blutzucker hoch ist, scheidet der Körper den überschüssigen Zucker (gewissermaßen als Notfallmaßnahme) über den Harn aus. Mit dem Zucker gehen dann auch Kalorien verloren. Das ist aber nur scheinbar ein Vorteil, weshalb dieser Vorgang so bald wie möglich unterbrochen werden sollte – durch eine Senkung des Blutzuckerspiegels. Bessert sich der Zucker im Blut, wird dieser Abfluss von Kalorien gestoppt, was sich dann mitunter am Körpergewicht bemerkbar macht. Das Körpergewicht bleibt jetzt stabil, was zunächst ein gutes Zeichen ist. Eine Gewichtsabnahme kann dann etwa durch eine Optimierung des Lebensstils gelingen.

47. Wozu muss ich überhaupt Blutzucker messen, wenn ich doch regelmäßig den HbA$_{1c}$ bestimme?

Langzeitzucker (HbA$_{1c}$) und aktueller Blutzucker (üblicherweise gemessen per Fingerstich) stehen zwar in Beziehung, haben aber unterschiedliche Aussagekraft. Aus all diesen Informationsquellen kann Ihr Diabetesteam gut abschätzen, ob Handlungsbedarf besteht oder die aktuelle Diabeteseinstellung im Zielbereich liegt. Je mehr Information über den Verlauf des Diabetes vorliegen, desto besser ist der Behandlungsplan und umso besser kann der Plan auch im zeitlichen Verlauf beurteilt werden.

48. Ich habe Fieber, jetzt spielt der Blutzucker komplett verrückt. Was kann ich tun?

Bei Krankheit steigt der Zucker in der Regel, je nach Schwere der Erkrankung. Eine leichte Verkühlung wirkt sich vielleicht gar nicht aus, eine schwere Lungenentzündung mit Fieber hingegen umso mehr. Bei Insulintherapie kann die Dosis für die Dauer der Krankheit erhöht werden. Bei Tablettentherapie ist das nicht möglich; manche Tabletten sollen bei Krankheit sogar pausiert werden. Im günstigen Fall sind Sie gewappnet und wissen selbst, welche Schritte in Eigenregie möglich sind und wann es notwendig ist, das Behandlungsteam zu Rate zu ziehen oder rasch ärztliche Hilfe zu rufen.

49. Ich leide unter Scheidenpilz. Was kann ich tun?

Bei Diabetes kann es zu Infektionen kommen, auch zu den unangenehmen Pilz-erkrankungen. Besonders, wenn der Blutzucker hoch ist. Neben einer unverzüglichen Behandlung (üblicherweise genügt eine Lokaltherapie z.B. mit Salbe) sollten also auch Maßnahmen eingeleitet werden, um den Blutzucker zu verbessern. Wenn Sie bereits bestimmte Diabetesmedikamente einnehmen (SGLT-2-Hemmer), dann sollte ein möglicher Zusammenhang rasch geprüft werden. Bitte bei Ihrem Behandlungsteam rückfragen.

50. Mein Arzt sagt, ich soll den Blutzucker, Blutdruck und sonst noch alles mögliche aufschreiben. Wozu eigentlich?

Je mehr Informationen Ihr Diabetesteam zur Verfügung hat, wie sich der Blutzucker im täglichen Leben entwickelt, bei Ihnen zu Hause, bei Sport oder in der Arbeit, desto besser. Aus all diesen Informationsquellen kann Ihr Diabetesteam gut abschätzen, ob Handlungsbedarf besteht oder die aktuelle Diabeteseinstellung im Zielbereich liegt.

Stichwortverzeichnis
Diabetes von A (Adipositas) bis Z (Zucker)

A
Adipositas
Die Begriffe Adipositas und (siehe auch) Übergewicht beschreiben ein (erhöhtes) Körpergewicht, von dem wir annehmen, dass es die Gesundheit der Betroffenen ungünstig beeinflusst. Üblicherweise wird das Körpergewicht in Relation gesetzt zur Körpergröße (siehe BMI), eine genauere Auskunft auch zur Zusammensetzung des Körpers geben Methoden der Impedanz (siehe BIA).

Anamnese
Das Einholen von Informationen mit dem Ziel, die Vorgeschichte eines Menschen in Bezug auf die Gesundheit zu erheben. Üblicherweise erfragt der Arzt/die Ärztin frühere Krankheiten und aktuelle Beschwerden. Wichtiger Prozess zur Erstellung einer präzisen und umfassenden Diagnose, die wiederum Voraussetzung ist für eine ebensolche (präzise und umfassende) Behandlung.

Autoimmundiabetes
Form des Diabetes, bei dem die Bauchspeicheldrüse (bzw. Teile davon) ihre Fähigkeit verliert, Insulin zu produzieren. Dabei sind Immunmechanismen im Spiel, die vom Körper selbst ausgelöst werden (Autoimmunerkrankung). Warum das passiert, ist noch Gegenstand der Forschung. Neben dem klassischen Typ-1-Diabetes gilt auch der LADA als Autoimmundiabetes.

B
Basalinsulin
Insulin mit langer Wirkdauer (mindestens 12 Stunden, oft deutlich mehr als 24 Stunden), das deshalb gerne nur einmal täglich gegeben wird. Basalinsulin wird verabreicht, um den „Grundumsatz" an Insulin abzudecken. Kann prinzipiell bei allen Formen des Diabetes eingesetzt werden.

BBIT (Basis-Bolus-Insulintherapie)
Diese auch als FIT (funktionelle Insulintherapie) bezeichnete Insulintherapie berücksichtigt neben dem Basalbedarf („Grundumsatz") auch den erhöhten Insulinbedarf zu den Mahlzeiten. Eine BBIT ist komplex und aufwändig und kommt in erster Linie bei Typ-1-Diabetes zum Einsatz, wenn es gilt, dem Körper das fehlende Insulin in „physiologischer" Art und Weise zur Seite zu stellen.

BIA (Bioelektrische Impedanzanalyse)

Methode, um das Körpergewicht in seine Bestandteile aufzuschlüsseln. Mittels BIA kann festgestellt werden, wie hoch der Anteil an Muskeln ist in Relation zum Fettgewebe. Diese Informationen sind wichtig, wenn es darum geht, nicht medikamentöse Maßnahmen (Ernährung und Bewegung) in ihrer Wirkung auf den Körper zu beurteilen. Bei Diabetes ist es das Ziel, die Muskulatur aufzubauen – auf Kosten des Fettgewebes.

Blutzuckermessung

Voraussetzung für eine effiziente Diabetesbehandlung. Die Messung erfolgt traditionell mittels eines kleinen Stichs in die Fingerkuppe. Auf einem speziellen Messstreifen wird ein elektrochemisches Signal (abhängig von der Höhe des Blutzuckers) in einen unmittelbar ablesbaren Blutzuckerwert umgewandelt. Neuerdings ergänzt durch Zuckermessungen aus dem Unterhautgewebe (siehe Sensoren).

BMI (Body Mass Index)

Maß des Körpergewichts in Relation zur Körpergröße, das leicht errechnet werden kann und daher gerne als Richtwert zur Einschätzung der Körpermasse eines Menschen herangezogen wird.

Bolusinsulin

Kurzwirksames Insulin (Wirkdauer innerhalb von Minuten bis zu wenigen Stunden), das eingesetzt wird, wenn ein erhöhter Insulinbedarf unmittelbar bevorsteht, etwa bei einer Mahlzeit (prandialer Bolus) oder wenn ein zwischenzeitlich hoher Blutzuckerwert behandelt wird (Korrekturbolus).

BOT-Therapie

Form der Insulintherapie, bei der ein langwirksames Basalinsulin mit der Gabe oraler antidiabetischer Medikamente (siehe OAD) kombiniert wird.

Broteinheiten (BE)

Broteinheiten stellen den Anteil an Kohlenhydraten (KH) in der Nahrung in Gramm KH dar. Es geht aber nicht um Brot, sondern um KH generell. Eine Darstellung der KH-Menge ist hilfreich, wenn eine Insulindosis festgelegt werden soll, mit dem Ziel, eine bestimmte KH-Menge zu „verarbeiten". Also den Bedarf an Insulin zu berechnen, der erforderlich ist, um den Blutzuckeranstieg durch die KH-Menge (eben ausgedrückt als BE bzw. Gramm KH) abzudecken. Ein solches Vorgehen ist in der Regel nur bei Typ-1-Diabetes notwendig (und sinnvoll), in seltenen Fällen auch bei Typ-2-Diabetes; und zwar dann, wenn dabei der Insulinmangel im Vordergrund steht.

C

Closed loop/Hybrid closed loop

Geschlossene Systeme mit dem Ziel, die Insulinbehandlung (bei Typ-1-Diabetes) durch eine weitgehende Automatisierung möglichst „naturgetreu" nachzubilden. Erfordert das Zusammenspiel eines Glukosesensors, einer Insulinpumpe sowie eines komplexen Steuerungsalgorithmus. Hybridsysteme, die bereits in klinischer Anwendung sind, erfordern (noch) ein aktives Eingreifen der Anwenderinnen und Anwender, etwa bei Mahlzeiten.

CGM (continuous glucose monitoring)

CGM-Systeme sind imstande, mittels Sensor einen Zuckerwert kontinuierlich aufzuzeichnen (siehe auch Glukosesensor).

Compliance (Adhärenz)

Als Compliance wird im klinischen Alltag die Therapietreue bezeichnet; also das Ausmaß, in dem der/die Patient/Patientin den Behandlungsplan in die Tat umsetzt. Wird heute auch gerne als Adhärenz bezeichnet. Ursache einer „mangelnden Compliance/Adhärenz" ist oft ein Missverhältnis der Behandlungsziele; also etwa wenn Betroffene andere Ziele als der Arzt/die Ärztin verfolgen.

Cortison

Cortison (auch: Kortison) wird bei bestimmten Krankheiten als medikamentöse Behandlung eingesetzt (z.B. bei Rheuma). Bei Gabe von Cortison an Menschen mit Diabetes (oder Prädiabetes) ist ein Anstieg des Blutzuckers geradezu vorprogrammiert. Ich empfehle daher, bereits vor Einleitung einer Behandlung mit Cortison eine etwaige Therapieanpassung festzulegen. Oft ist auch die Gabe von Insulin erforderlich.

C-Peptid

Teil des Insulinmoleküls, das im Blut gemessen werden kann. Es gilt als Maß für die körpereigene Insulinproduktion. Eine Beurteilung ist allerdings nur in einem Gesamtkontext möglich, etwa unter Einbeziehung des aktuellen Blutzuckerwerts.

CSII (Continuous subcutaneous insulin infusion)

Englischer Fachausdruck für Insulinpumpe, häufig auch bei uns verwendet.

D

Diabetes mellitus

Funktionsstörung, die zu einem erhöhten Zuckerspiegel im Blut führt. Potentiell schädlich und daher unbedingt und immer behandlungsbedürftig.

Diabetesbetreuungsteam

Eine zeitgemäße Betreuung von Menschen mit Diabetes erfordert die Mitwirkung verschiedener und vielfältiger Bereiche aus dem Gesundheitswesen. Dies trägt dem Umstand Rechnung, dass der Diabetes weit über den erhöhten Zuckerwert im Blut hinausgeht (siehe unter: glukozentrisch).

E

Ernährung

Eine gesunde Ernährung stellt eine wichtige Teilkomponente des Behandlungsplanes bei allen Formen des Diabetes dar.

Evidenzbasiert

Evidenz ist die Erkenntnis aus der Forschung und Wissenschaft. Die moderne Medizin folgt den Kriterien der Evidenz, also den Erkenntnissen, die wir aus der Forschung gewinnen. Ein solcher Zugang ermöglicht uns, Fakten von *Fake News* zu unterscheiden, und ist somit eine wichtige Grundlage der ärztlichen Arbeit.

G

Genotyp

Beschreibt die Gesamtheit der Gene, also der Erbanlagen. In der Erforschung der Ursachen von Erkrankungen betrachten wir neben dem Genotyp gerne den Phänotyp, der das Erscheinungsbild eines Menschen beschreibt. Also etwa, wie groß oder schwer ein Mensch ist, wie hoch der Blutdruck ist oder der Blutzucker. Siehe unter: Phänotyp.

Gestationsdiabetes

Siehe unter: Schwangerschaftsdiabetes.

GLP-1

Hormon aus dem Verdauungstrakt, das die Verdauung beeinflusst, aber auch die Ausschüttung von Insulin und Glukagon (zwei wichtige Hormone bei Diabetes).

GLP-1-Rezeptoragonisten

Medikamente, die sich die natürlichen Wirkungen des GLP-1-Hormons zunutze machen. Sie zeigen Effekte, die über eine reine Blutzuckersenkung hinausgehen.

Glukagon

Hormon, das in der Bauchspeicheldrüse produziert wird. Glukagon führt bei Ausschüttung zum Blutzuckeranstieg, weshalb es auch in der Behandlung von schweren Unterzuckerungen (siehe Hypoglykämie) Anwendung findet.

Glukosesensor

Apparat, der aus der Unterhaut den Zucker misst. Wertvolles Instrument zur kontinuierlichen Überwachung der Stoffwechsellage, was Therapieentscheidungen erleichtert und verbessert.

Glukozentrisch

Betrachtung des Diabetes ausschließlich aus der Sicht des Blutzuckers. Nach heutigem Wissen überholt, angesichts unseres Wissens um die dichte Vernetzung des Blutzuckers mit vielen wichtigen Organfunktionen im menschlichen Körper, insbesondere Herz, Kreislauf, Leber und Nieren betreffend. Diese umfassende Sicht nimmt auch einen wichtigen Stellenwert in der modernen Behandlung des Diabetes ein.

H

Hausmittel gegen Diabetes

Gewürze (z.B. Zimt), Kräuterextrakte (z.B. Berberin), Heiltees (z.B. Brennnessel) – vieles wird angeboten, mit dem Versprechen, den Blutzucker zu senken und damit dem Diabetes mit „natürlichen" Mitteln zu Leibe rücken zu können. Da in den (sehr wenigen) vorliegenden klinischen Studien allerdings keine relevanten Effekte darstellbar waren, gehe ich davon aus, dass etwaig beschriebene Wirkungen dieser Substanzen zu einem großen Teil vermutlich nur von kurzer Dauer und/oder einer möglichen (siehe unter:) Placebowirkung geschuldet sind.

HbA$_{1C}$

Laborwert, der oft im klinischen Alltag als „Langzeitzucker" bezeichnet wird. Der Wert wird aus dem Blut gemessen und spiegelt einen durchschnittlichen Blutzuckerwert über einen längeren Zeitraum wider. Der HbA$_{1C}$-Wert ergänzt somit die Messungen, die Patientinnen und Patienten zu Hause selbst vornehmen, und hilft damit, Behandlungsentscheidungen zu treffen. Moderne Laborgeräte ermöglichen es, den HbA$_{1C}$-Wert innerhalb von Minuten aus kapillärem Blut (Fingerstich) zu bestimmen. Ihre Ärztin/Ihr Arzt sagt Ihnen, welcher HbA$_{1C}$-Wert für Sie persönlich als Ziel gilt.

Hypoglykämie (Unterzuckerung)

Blutzuckerwerte unter 70 mg/dl werden generell als Hypoglykämie bezeichnet. Bei strikter Blutzuckereinstellung nicht immer vermeidbar, vor allem bei Typ-1-Diabetes. Es ist sehr wichtig, die mit niedrigen BZ-Werten einhergehenden Symptome als solche zu erkennen. Hierzu gehören Heißhunger, Schwitzen und Zittern. Die Symptome können aber individuell unterschiedlich sein. Bei Unterzuckerung ist ein rasches und auch richtiges Handeln notwendig, um mögliche Folgen zu vermeiden. Bei Einnahme von Medikamenten, die Unterzuckerungen auslösen können (insbesondere Insulin), ist demnach ein umfassendes Wissen zum Thema Unterzuckerung unbedingt erforderlich, am besten sollten auch nahe Angehörige Bescheid wissen.

Health literacy

Auch als Gesundheitskompetenz bezeichnet. So wie wir Lesen und Schreiben lernen (müssen), lernen wir idealerweise auch Grundlegendes zum Thema Gesundheit. Dies ist ein aktiver und lebenslanger Prozess, der mit einigem (Lern-)Aufwand verbunden ist. Die Mühe lohnt in jedem Fall, wenn es für jeden einzelnen von uns darum geht, Entscheidungen zu treffen, die die Gesundheit und damit das eigene Leben betreffen. Etwa in der Einschätzung, was die Vor- und möglichen Nachteile eines Medikaments oder einer Impfung betrifft. Siehe auch unter Schulung.

Honeymoon-Phase

Bei Typ-1-Diabetes kann es kurz nach Ausbruch des Diabetes zu einer „Erholung" der insulinproduzierenden Zellen der Bauchspeicheldrüse kommen. Dadurch kann es sogar dazu kommen, dass die Insulintherapie für einen Zeitraum unterbrochen werden kann. Diese Phase der „Erholung" wird manchmal auch als Honeymoon-Phase bezeichnet.

Hybrid closed loop

Der Zusatz „Hybrid" bringt zum Ausdruck, dass im Unterschied zum „closed loop" kein vollständig geschlossenes System vorliegt, sondern ein halbautomatisches System, das zum Teil autonom arbeitet, zum Teil unter aktiver Mitwirkung der Anwender. Siehe auch unter closed loop.

Hyperglykämie

Hoher Blutzucker, der zu einer unmittelbaren, akuten Gefährdung der Gesundheit führen kann und auch langfristig, im Sinne einer chronischen Wirkung, Krankheiten verursachen kann. Das Ziel der Behandlung einer Hyperglykämie ist demnach die Vermeidung der nachteiligen Gesundheitsfolgen eines akut oder chronisch erhöhten Blutzuckers. Siehe auch unter Hypoglykämie.

Hypoglykämie

Siehe unter Unterzuckerung

I

Inkretinmimetika

Medikamente, die eine Inkretinwirkung vermitteln. Inkretine sind körpereigene Botenstoffe (Hormone, z.B. das GLP-1), die im Darm freigesetzt werden und die Verdauung und die Verarbeitung der in der Nahrung enthaltenen Nährstoffe unterstützen. Dazu gehört auch die Regulation des Blutzuckers, weshalb die Inkretinmimetika auch in die Behandlung des Diabetes Einzug gehalten haben. Siehe auch GLP-1 und GLP-1-Rezeptoragonisten.

Insulin

Wichtigstes Hormon zur Steuerung des Blutzuckers. Insulin nimmt somit eine zentrale Rolle bei Diabetes ein. Insulin wird seit 100 Jahren in der Therapie des Diabetes eingesetzt (erstmals 1921).

Insulinanalogon

Synthetisch minimal verändertes menschliches Insulin mit günstigen Eigenschaften hinsichtlich Aufnahme und Verteilung im Körper (nach Injektion unter die Haut) bei identer biologischer Wirkung an den Organen.

Insulinpumpe

Apparat, der Insulin über 24 Stunden in kleinen Schritten freigibt und unter die Haut injiziert. Sehr wertvoll zur Abdeckung des individuellen Bedarfs an Basalinsulin über 24 Stunden ("Grundumsatz").

Insulinresistenz

Die Insulinresistenz bezeichnet eine der grundlegenden Funktionsstörungen bei Typ-2-Diabetes und Übergewicht. Es bedeutet, dass eine höhere Konzentration (Dosis) von Insulin erforderlich ist, um einen biologischen Effekt (z.B. die Blutzuckersenkung) zu erzielen. Die Insulinresistenz kann sehr gut durch nicht pharmakologische Maßnahmen verbessert werden (Ernährung und Bewegung). Deshalb sind diese Maßnahmen des Lebensstils auch ein Eckpfeiler zur Behandlung des Diabetes. Der Begriff wird umgangssprachlich auch für klinische Situationen verwendet, in denen sehr hohe Insulindosen erforderlich sind, um einen blutzuckersenkenden Effekt zu bewirken.

K

Kapilläre Blutzuckermessung

Standard der durch Betroffene durchgeführten Selbstmessung des Blutzuckers. Mittels Stechhilfe wird an der Fingerkuppe Blut gewonnen. Die Fingerkuppe eignet sich dafür besonders gut, weil dort kleine Gefäße direkt unter der Haut verlaufen und somit durch eine weitgehend minimale Verletzung Blut gewonnen werden kann. Leider befinden sich an der Fingerkuppe auch zahlreiche Nervenendigungen, wonach der Fingerstich nicht selten von Betroffenen als schmerzhaft empfunden wird.

Ketoazidose

Akute Komplikation, die vor allem bei Typ-1-Diabetes auftreten kann und eine Bedrohung für den Organismus darstellt. Mögliche Ursachen sind schwere Begleiterkrankungen (etwa fieberhafte Infekte), Fehlbehandlung (etwa ein Aussetzen der Insulintherapie bei Typ-1-Diabetes) oder eine nicht regelrecht funktionierende Insulinpumpe. Die Einleitung medizinischer Maßnahmen ist unverzüglich erforderlich, um Schaden abzuwenden.

Klinische Forschung

Bei der Entwicklung neuer Medikamente gibt es einen regelhaften Ablauf, nach dem die Sicherheit und Wirksamkeit einer Substanz sorgfältig geprüft werden. Die klinische Forschung beschreibt dabei jene Phase der Medikamentenentwicklung, in der Substanzen an Menschen geprüft werden, inklusive solcher, die von der erforschten Krankheit betroffen sind (z.B. Diabetes).

Kombinationstherapie

Medikamentöse Therapie unter Einsatz verschiedener Einzelsubstanzen. Häufig bei Typ-2-Diabetes, mit dem Ziel, unterschiedliche fehlgesteuerte Mechanismen gleichzeitig (und möglichst synergistisch) zu adressieren.

Körperfettmessung

Siehe unter BIA.

Korrekturfaktor

Der Begriff stammt aus der FIT/BBIT-Insulintherapie, die vor allem bei Typ-1-Diabetes zum Einsatz kommt. Er bezeichnet den blutzuckersenkenden Effekt, den eine Einheit Insulin im Durchschnitt zur Folge hat. Ein Korrekturfaktor von 50 bedeutet also, dass nach Injektion von einer Einheit Insulin (siehe Bolusinsulin; Korrekturinsulin) der Blutzucker erwartungsgemäß um 50 mg/dl sinken wird. Die Berechnung erfolgt linear, also zwei Einheiten senken um 100 mg/dl usw.

Korrekturinsulin

Siehe unter Bolusinsulin.

Kortison

Siehe unter Cortison.

L

LADA-Diabetes

Der „Latent autoimmune diabetes in adults" tritt im mittleren und höheren Lebensalter auf und hat Gemeinsamkeiten mit dem Typ-1-Diabetes. Typischerweise wird der LADA mit Insulin behandelt. Siehe auch unter Autoimmundiabetes.

Langzeitzucker

Siehe unter HbA_{1c}.

Lebensstil

Als Lebensstil werden jene Verhaltensweisen zusammengefasst, die einen Einfluss auf die Gesundheit haben. Vor allem Ernährung, Bewegung und Rauchen.

Looper

Menschen mit Typ-1-Diabetes, die mittels moderner Technologien der Vision der künstlichen Bauchspeicheldrüse (closed loop) nacheifern.

M

Medikamente

Medikamente sind sehr häufig Teil eines Behandlungsplans bei Diabetes.

MODY-Diabetes

Seltene, angeborene Diabetesform. Punktgenaue Diagnose ermöglicht punktgenaue Behandlung.

Monotherapie

Behandlung einer Krankheit anhand einer einzelnen Substanz, z.B. Gabe eines Antibiotikums bei Lungenentzündung. Bei chronischen Erkrankungen (wie Diabetes) häufiger ist die (siehe auch unter) Kombinationstherapie bis hin zur (siehe unter) Polypharmazie.

N

Neuropathie

Erkrankung der Nerven, die eine Funktionsstörung zur Folge haben kann. Bei Diabetes können Nerven im ganzen Körper betroffen sein, was sich unterschiedlich bemerkbar machen kann, etwa durch Störungen des Herzrhythmus oder Schmerzen in den Beinen. Die Entwicklung der Neuropathie kann anhand einer guten Blutzuckereinstellung weitgehend vermieden werden. Die Behandlung einer bereits bestehenden Neuropathie erweist sich hingegen als schwierig.

Nüchternblutzucker (NBZ)

Der Blutzucker, der morgens nach dem Aufstehen gemessen wird, also nach einer möglichst langen Periode ohne Mahlzeit. Der NBZ ist eine wichtige Messgröße zur Einschätzung der durchschnittlichen Blutzuckereinstellung. Der Wert korreliert sehr gut mit dem HbA_{1C}-Wert, außerdem wird der NBZ zur Titration des Basalinsulins im Rahmen einer BOT-Strategie herangezogen.

Normoglykämie

Normaler Blutzucker, also dem eines Menschen ohne Diabetes entsprechend. Im Zusammenhang mit Diabetes sprechen wir auch von einer nahe-normoglykämischen Blutzuckereinstellung, im Bewusstsein, dass das Erreichen eines vollkommen normalen Blutzuckers, zumal für einen langen Zeitraum, derzeit bei Diabetes (noch) nicht möglich ist.

O

OGTT (oraler Glukosetoleranztest)

Nach Gabe einer Zuckerlösung zum Trinken werden in definierten Zeitintervallen Blutproben entnommen (aus der Vene). Daraus wird der Blutzucker gemessen. Dient dazu, einen Diabetes (oder Prädiabetes) festzustellen. Während der Schwangerschaft im Mutter-Kind-Pass vorgeschrieben, um einen (siehe unter) Schwangerschaftsdiabetes entdecken zu können.

Orale Antidiabetika (OAD)

Orale antidiabetische Medikamente kommen typischerweise bei Typ-2-Diabetes zum Einsatz. Oral bedeutet, dass das Medikament durch den Mund eingenommen, also geschluckt wird.

P

Pankreas

Das Pankreas (Bauchspeicheldrüse) ist der Produktions- und Speicherort von Insulin, somit ein zentrales Organ bei Diabetes.

Pankreopriver Diabetes

Form des Diabetes, bei der das Fehlen der Bauchspeicheldrüse die Hauptursache des erhöhten Blutzuckers darstellt, etwa nach Operationen oder nach Gewebszerstörung infolge einer Entzündung (Pankreatitis).

Patch-Pumpen

Insulinpumpen, die so konstruiert sind, dass alle mechanisch relevanten Elemente direkt an der Hauoberfläche haften. Die Patch-Pumpe erfordert demnach kein Schlauchsystem, das die eigentliche Pumpe mit der Injektionskanüle verbindet. Patch-Pumpen werden deshalb auch als schlauchlose Insulinpumpen bezeichnet (siehe auch unter Insulinpumpe).

Pathophysiologie

Die Physiologie beschreibt die normalen, demnach gesunden biologischen Abläufe im Körper des Menschen. Die Pathologie ist die Lehre von den Krankheiten, die Pathophysiologie beschreibt demnach Abläufe, die aus dem Lot geraten sind und dann oft zu Krankheiten führen. So gibt es in der Pathophysiologie des Diabetes sowohl Störungen der Insulinsekretion als auch Störungen in der Insulinwirkung (siehe auch unter Insulinresistenz).

Phänotyp

Das äußere Erscheinungsbild hinsichtlich der Biologie eines Menschen. Wie groß, wie schwer ein Mensch ist, wie hoch der Blutdruck ist oder auch der Blutzucker. Siehe auch unter Genotyp.

Pharmakotherapie

Die Behandlung einer Krankheit mit Medikamenten. Wichtige Säule in der Behandlung des Diabetes, ergänzt durch nicht pharmakologische Maßnahmen (siehe auch unter Lebensstil).

Placebo

Scheinmedikament, das in der klinischen Forschung vergleichend eingesetzt wird, um die Wirkung eines Medikaments isoliert betrachten zu können, und zwar unter Ausgrenzung der möglichen Wirkungen von (z.B. ärztlichen) Begleitmaßnahmen oder auch dem natürlichen Verlauf einer Erkrankung.

Polymorbidität

Beschreibt das gleichzeitige Auftreten mehrerer Erkrankungen. Bei Diabetes häufig und unbedingt im individuellen Behandlungsplan zu berücksichtigen.

Polypharmazie

Die Polymorbidität (siehe dort) erfordert auch häufig die gleichzeitige Einnahme vieler Medikamente. Da es dabei zu Wechselwirkungen und unerwünschten Nebenwirkungen kommen kann, ist es sehr wichtig, alle eingenommenen Medikamente laufend auf deren Notwendigkeit und Sinnhaftigkeit zu überprüfen. Eine genaue Prüfung sollte auch immer dann erfolgen, wenn neue Medikamente zusätzlich verordnet werden.

Prädiabetes

Der Blutzucker ist eine kontinuierliche Messgröße, weshalb es im Grenzbereich schwierig ist, einen Strich zu ziehen zwischen gesund (kein Diabetes) und krank (Diabetes). Bei Diagnose eines Prädiabetes besteht jedenfalls Handlungsbedarf, da hier die große Chance besteht, die Entstehung eines Diabetes hinauszuzögern oder ganz zu verhindern.

Prävention (Vorbeugung)

Maßnahmen mit dem Ziel, eine Krankheit in der Zukunft zu verhindern. Vorbeugende Maßnahmen sind besonders wirksam, wenn ein erhöhtes Risiko für die Krankheit besteht. Zum Beispiel das Risiko eines Herzinfarktes bei bestehendem Diabetes. Die Kunst der Prävention ist es, die Maßnahmen zu ergreifen, ohne dass ein Leidensdruck besteht. Also etwa bei Diabetes die Ernährung zu ändern, obwohl ja eigentlich nichts weh tut. Prävention hat einen langen Atem und blickt daher immer (oft recht weit) in die Zukunft.

Progredienz

Die Progredienz bezeichnet das Fortschreiten einer chronischen Erkrankung. Der

Diabetes ist immer eine progrediente Erkrankung, schon deshalb, da wichtige Mechanismen, die den Diabetes verursachen, einem natürlichen Alterungsprozess unterliegen. So kommt es im Alter zu einer Abnahme der Wirkung von Insulin an den Organen, was wir Ärztinnen und Ärzte dann als zunehmende Insulinresistenz bezeichnen (siehe auch unter Insulinresistenz).

R
Retinopathie
Erkrankung des Augenhintergrunds (Netzhaut), die ebenso wie die Nervenschädigung (siehe Neuropathie) durch gute Blutzuckereinstellung vermieden werden kann.

S
Schulung
Wissen ist Macht, auch bei Diabetes. Es ist keine Schulung im klassischen Sinn, sondern ein fortgesetztes (lebenslanges) Lernen. Wichtige Inhalte werden immer wieder zur Sprache gebracht, außerdem gibt es ständig Neuigkeiten, von deren Kenntnis Menschen mit Diabetes profitieren können.

Schwangerschaft
Der Blutzucker hat eine zentrale Funktion im Ablauf der Schwangerschaft, sowohl was die Ausbildung der kindlichen Organe betrifft als auch das Wachstum des Kindes im Mutterleib. Bei schon bekanntem Diabetes (meist Typ-1-Diabetes) besteht daher das Ziel darin, den Blutzucker „normnah" zu halten, und zwar bereits vor der Befruchtung und dann während des gesamten Schwangerschaftsverlaufs.

Schwangerschaftsdiabetes (auch Gestationsdiabetes)
Wird typischerweise zwischen der 24. und 28. Schwangerschaftswoche mittels OGTT (siehe dort) diagnostiziert. Die Behandlung umfasst die Einhaltung bestimmter Ernährungsrichtlinien, mitunter ist Insulin erforderlich, um den Blutzucker ausreichend niedrig und im Zielbereich zu halten.

Selbsthilfegruppen
Finden Sie als Betroffene/r Gleichgesinnte in Ihrer Nähe. In Österreich gibt es den Dachverband „wir sind diabetes" als Interessensvertretung aller Menschen mit Diabetes, ihrer Angehörigen und aller Personen, denen Menschen mit Diabetes und ihre Versorgung ein Anliegen ist.

Sensorglukose
Zuckerwert, der im Gewebe knapp unter der Haut mittels eines Sensors gemessen wird (siehe auch unter Glukosesensor).

SGLT-2-Hemmer
Medikamente, die in den letzten Jahren die Behandlung des Diabetes verändert haben. Sie zeigen günstige Effekte, die über die alleinige Blutzuckersenkung hinausgehen.

SMBG
SMBG (self monitoring of blood glucose) beschreibt den Umstand, dass die Messung des Blutzuckers unter Alltagsbedingungen durch die Betroffenen selbst vorgenommen wird. Seit vielen Jahren Standard in der Betreuung von Menschen mit Diabetes.

Steatose
Organverfettung, die häufig als Steatosis hepatis (Leberverfettung) Begleiterscheinung bei Diabetes ist. Die Steatose ist im Prinzip reversibel, sie kann also wieder rückgängig gemacht werden. Eine rechtzeitige Diagnose (und die Einleitung entsprechender Maßnahmen) ist deshalb wichtig, da sich eine Steatose in die gefährlichen Stadien der Fibrose und Zirrhose weiterentwickeln kann.

T
Titration
Als Titration bezeichnen wir die Anpassung der Insulindosis nach dem individuellen Bedarf eines Patienten/einer Patientin. Eine Titration erfolgt typischerweise zu Beginn einer Insulintherapie. Wir starten mit einer Dosis, von der wir annehmen, dass sie eine Wirksamkeit zwar entfaltet, aber noch nicht in einem vollen Ausmaß (z.B. 10 Einheiten eines Basalinsulins). Langsam wird dann die Dosis „titriert" (also gesteigert), bis eine Insulindosis gefunden ist, die eine optimale (Blutzucker-) Wirkung zeigt, ohne dass es zum Auftreten von Unterzuckerungen kommt.

Typ-1-Diabetes
Der Körper kann gar kein oder zu wenig Insulin selbst produzieren, daher muss es auf Dauer zugeführt (gespritzt) werden.

Typ-2-Diabetes
Komplexe Funktionsstörung unter Beteiligung mehrerer Hormone und Organe. Geht oft mit Bluthochdruck und Übergewicht Hand in Hand.

TIR (time in range)
Zeit im Zielbereich, also die Zeitdauer über 24 Stunden, in der ein günstiger (Gewebs-) Zucker vorliegt. Der Messwert hat sich in der Einschätzung der Blutzuckereinstellung als wertvoll erwiesen und ergänzt in der klinischen Praxis den HbA_{1c}-Wert (siehe auch unter Langzeitzucker).

U

Übergewicht

Tritt oft gleichzeitig mit Diabetes auf. Erfreulicherweise helfen viele Maßnahmen sowohl bei Diabetes als auch bei Übergewicht. So schlagen Sie mühelos und elegant zwei Fliegen mit einer Klappe (siehe auch unter Lebensstil sowie unter Adipositas).

Unterzuckerung (Hypoglykämie)

Blutzucker ist so niedrig, dass Handlungsbedarf besteht. Entscheidend: Symptome kennen und rasch reagieren (siehe auch unter Hypoglykämie).

Z

Zimt

Siehe unter: Hausmittel gegen Diabetes.

Zucker

Zucker ist Bestandteil der Kohlenhydrate, die wiederum eine wichtige Nahrungskomponente darstellen (neben Fett und Eiweiß). Zucker ist ein kritisch-bedeutsamer Energielieferant für alle Organismen (Pflanzen, Tiere, Menschen), gleichzeitig auch wichtiger Geschmacksträger (griechisch: glukos = süß).

Danksagung

Ein Buch zu schreiben, ist wie Brot backen. Man nehme eine ganze Liste an Zutaten, vermenge das Ganze. Dann füge man hinzu: Geduld. Geduld, die es braucht, um der Sache Zeit zu geben, sich gut zu vermengen, zu verbinden, schließlich zu reifen. Etwas zu werden, was zwar in den Bestandteilen schon da ist, aber erst noch geschaffen und ans Licht gebracht werden muss. Hinein in den Ofen, heftige Hitze, kostbare Zeit. Fertig – und wie gut das schmeckt. Die Zutaten für dieses Buch habe ich aus allen Ecken zusammengetragen in all den Jahren, in denen ich mich mit dem Diabetes beschäftigt habe. Aus dem akademischen Bereich, aus der Forschung, aus der Pharmaindustrie und – last but not least – aus der Klinik, also meiner täglichen Arbeit mit den Betroffenen.

Demnach gebührt mein Dank in erster Linie all meinen Patientinnen und Patienten, die mich seit den 90er Jahren mit Informationen, Geschichten, Anekdoten und vielen unschätzbaren Weisheiten versorgt haben. Ohne Sie gäbe es dieses Buch nicht. Danke dafür.

Weiters gebührt mein Dank allen Kolleginnen und Kollegen aus allen Fachbereichen, die mir so oft geholfen haben, die Erlebnisse im klinischen Alltag einzuordnen, um daraus immer wieder Neues zu lernen. Und meiner Familie, allen Angehörigen, Freundinnen/Freunden und Wegbegleiterinnen/Wegbegleitern, die mir in unzähliger Form Meinungen, Kritik, Anregungen und Inspirationen gegeben haben.

Für dieses Buch im Speziellen danke ich Karin Eichhorn für kritische Durchsicht des Manuskripts sowie Hagen Schaub vom Verlagshaus der Ärzte für die Wegbegleitung. Ein besonderer Dank gilt der Illustratorin dieses Buches, Karoline Baumgartner, die meinem Wunsch, den Text durch grafische Elemente zu unterstützen, voll gerecht geworden ist und mit viel Talent und Mühe Illustrationen und Layout beigetragen hat.

Zu guter Letzt ein kräftiges Dankeschön an das Diabetesteam im Krankenhaus Stockerau (Niederösterreich) unter der Leitung von Primarius Dr. Christian Schelkshorn.

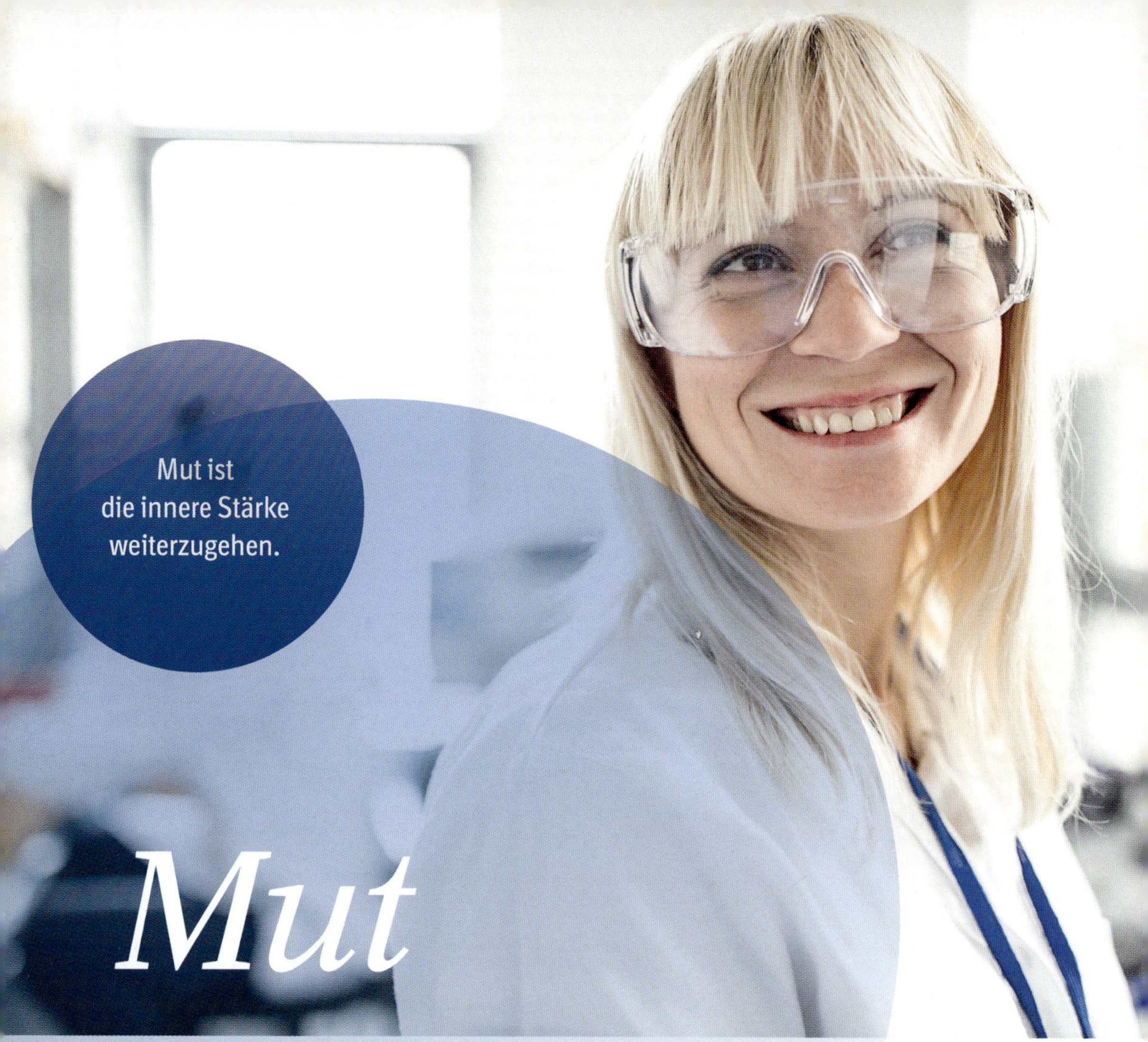

Mut ist
die innere Stärke
weiterzugehen.

Mut

Wir haben als familiengeführtes Unternehmen die
Chance langfristig zu denken, an Durchbrüchen zu
arbeiten und ehrgeizige Projekte zu realisieren. Unser
Mut treibt uns täglich an, den Kampf gegen Krebs
weiterzuführen und Pionierarbeit in neuen Gebieten
der Medizin zu leisten.

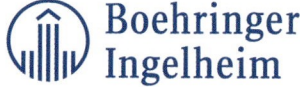

Boehringer
Ingelheim

Sollten Sie noch Fragen oder Kommentare zu meinem Buch
haben, kontaktieren Sie mich gerne unter:
andreas.festa@aerztezentrum–weinviertel.at
oder auf meiner Website:

www.festa.at